薬の名前には意味がある

阿部和穂 Abe Kazuho

薬事日報社

本書の利用にあたって

1. 社名の表記について

　　本書に登場する薬の発見や開発に携わった会社名は，当時の名称で記載しています。1980年代以降の度重なる製薬業界の再編を経て，薬が開発された当時の会社と現在その薬の販売権を有する会社とが明確につながっていない場合があります。また，現在ではジェネリック医薬品として広く使われている薬もあることから，本書では，薬の発見・開発に貢献した会社への敬意を込めて，当時の社名のみを記載しています。

2. 人名の表記について

　　文献などからフルスペルが判明している人物については，カタカナ表記で人名をそのまま記載していますが，フルスペルが不明な場合などは，ミドルネームなどを略記しています。ただし，薬学史上有名な人物（例：ロベルト・コッホ）は汎用的に用いられている名称で記載しています。可能な限り母国語の発音に近いものとなるよう記載していますが，それぞれの人名の初出にある母国語表記も併せてご確認ください。

はじめに

　本書は，薬業界の専門紙『薬事日報』に不定期で連載中の「薬の名前には意味がある」(本書と同名) というコラムから，2020 (令和2) 年4月30日から2022 (令和4) 年1月19日までに掲載されたものを選別して，再編したものです。そのベースとなるのは，私が勤める大学の薬学部で学生たちの学習意欲をかきたてる副教材として役立てようと考えて，執筆した『薬名 [語源] 事典』(武蔵野大学出版会，2020年) (760頁もある電話帳のような分厚い本) です。はじめに，これまでの経緯をお伝えします。

　みなさんは，薬の名前を見て，どんな印象をもつでしょうか。私自身は，子供のころに病院でもらった薬の袋に書いてある薬の名前を見て，「カタカナだらけで暗号みたい」「怖い感じもするけど，ちょっとカッコいいかも…」「一体どんなものなのか知りたい」と感じたのを覚えています。いつしか薬に興味をもち薬学を志したのも，その影響かもしれません。

　大人になった私は，大学の薬学部で薬理学を教える立場になりました。薬理学は，医薬品がどのように体に作用して病気を治してくれるのか，その作用機序を扱う学問です。医薬が進歩した現代においては，誰もが病気にかかったときに薬に助けられた経験があり，自分や家族に関わる薬などには自ずと興味が湧きます。私の授業を受けている学生たちも，薬の作用に関する説明に対しては「知りたい！」という好奇心をもって聞いてくれます。しかし，最終的には必須の知識として「カタカナだらけの薬の名前」をたくさん覚えなければならないという点については，多くの学生が嫌がっているようです。

　私が学生のときは，とにかく薬の名前は丸暗記していました。薬効や化学構造が似ている一部の化合物群に対しては，同じ響きが名前につけられている (いわゆる「ステム」が定められている) ということは知っていたので，アドレナリン β 受容体遮断薬 (-olol) やベンゾジアゼピン系カルシウム拮抗薬 (-dipine) などをまとめて覚えるときには活用していましたが，

少しくらいステムを知っていても「たいして役に立たない」ということも
すぐに分かり，結局は「丸暗記しかない」と諦め，ひたすら「何度も口に出
して言う」という作戦で薬名を覚えていました。

　しかし，あるとき，「すべての名前には名付け親がいるはずだから，意
味があるはず」というごく当たり前のことに気づいたのです。そのカラク
リを知りたいと思い，当時の大学の先生に質問してみましたが，誰も詳し
いことは知りませんでした。

　そうした経験から，大学で薬理学を教える立場になってからは，学生た
ちに少しでも楽しく薬の名前を覚えてもらいたいという思いから，授業の
中で出てくる薬の名前の由来を可能な限り調べ，雑談の中で解説するよう
にしました。薬の一般名の大半は，化学構造を反映しているものが多いの
ですが，中には，神話に基づいた名前や，人名や会社名に由来した名前，
色や物性に基づいた名前など，実に様々な来歴があり，それを話すたびに
学生が「へぇ〜」と頷く様子を見ているうちに，「すべての薬の一般名の由
来を事典にしてみたい」という野望を抱くようになりました。

　しかし，そのエビデンスとなる資料はなかなか手に入らず，実現するま
でに長い時間を要しました。私が勤める武蔵野大学の出版会の編集担当の
方にこの思いと企画案を伝えたところ，「是非やりましょう！」と後押し
してくださり，ついに形となったのが『薬名［語源］事典』です。

　『薬名［語源］事典』が発刊されて間もないある日，その数年前に「抗認
症薬」の記事を寄稿する機会を与えてくださった薬事日報社大阪支社の栗
山剛一氏に連絡をとり，「薬の名前には必ず由来があるから，それを知る
ことに意義がある」という私のねらいをお伝えしたところ，すぐに「おも
しろい！」と共感してくださいました。かくして『薬事日報』でコラム連載
がスタートしました。

　「薬の名前には意味がある」というタイトルの通り，毎回1〜5個程度
の薬にスポットをあてて，その薬が誕生した背景や名前の由来を解説する
だけでなく，関連した豆知識をちりばめることによって，読者の知的好奇
心をくすぐるように心がけました。どちらかというと医薬品業界のお堅い

ニュースが紙面を埋めている中に，ちょっと異質で，やわらかい感じのコラムが載っている物珍しさも手伝ってか，大きな反響がありました。

　ある会合に出席した時に，他大学の先生から「薬事日報のコラム，毎回読んでいますよ。」とのお言葉をいただいたこともあります。大学の教え子から「コラム読みました！卒業生として誇りです！！」という嬉しいメールをもらったこともあります。また，あるコラムで「間違えやすい薬名」の話題を提供し，「その原因は意味を考えないで丸暗記していることにある」と指摘したところ，現役薬剤師の方から「私も間違えていました。名前の由来を知っておくことって大事ですね。」というコメントもいただきました。

　最初は「20回くらい連載できればいいかな…」くらいに思っていたのですが，多くの方から評価していただけた嬉しさからどんどん筆が走り，気がついたら，『薬事日報』での連載は100回を超えました。『薬名［語源］事典』には載せられなかった薬の来歴もたくさん書くことができました。コラムが書き溜められるにつれて，『薬事日報』上で読むことができなかった方々にも読んでいただきたいと考え，78回分のコラムを再編・一部改変してまとめ，書籍化に至ったというわけです。

　「薬の名前に意味がある」ことを知ると，単純に面白いのに加えて，色々な側面から役立つメリットがあるということが，できるだけ多くの方に伝わればと思います。

　どうぞお楽しみに。

2022年11月

阿部和穂

もくじ

はじめに …………………………………………………… 3

序章	**難解に思われがちな薬の名前**

なぜ薬にはたくさんの名前があるのか　　　　　　　　12

第1章	**意外な起源の薬**	23

1 神聖な薬の名前 …………………………………… 24

2 毒は最強の薬 ……………………………………… 26

3 人を裁く豆 ………………………………………… 28

4 ザクロから生まれた薬 …………………………… 30

5 火にまつわる薬名 ………………………………… 32

6 スパイシーな薬たち ……………………………… 34

7 動物たちの薬 ……………………………………… 36

8 ご出身地はどちら？ ……………………………… 38

9 イースター島から生まれた薬 …………………… 40

10 薬に自分の名前をつけてみたい！ ……………… 43

11 その薬，うちの会社が見つけたんですけど ……… 45

12 価値ある悪臭 ……………………………………… 47

第2章 名前の中に隠された薬の特徴　49

1 色とりどりな薬の名前 ………………………… 50

2 目薬とハリー・ポッター ……………………… 52

3 スミレ色の薬名 ………………………………… 55

4 レースのような植物から生まれた薬 ………… 58

5 ローマ数字が入った薬の名前 ………………… 61

6 ワン・ツー・スリー …………………………… 63

7 大きな数の薬名 ………………………………… 65

8 光輝く薬 ………………………………………… 67

9 電極から生まれた薬 …………………………… 70

10 銀にまつわる薬名 ……………………………… 72

11 ダイヤモンドのかけら ………………………… 74

12 Gに効く薬 ……………………………………… 76

13 効能が分かる薬の名前 ………………………… 79

第3章 英語表記にある意味　81

1 カタカナ英語の厄介 …………………………… 82

2 鶏が先か，卵が先か …………………………… 85

3 みたいなもの …………………………………… 87

4 「アナ」と「アロ」 …………………………… 89

5 取り除かれた官能基 …………………………… 91

6 こっちが元祖だ ……………………………………………… 93

7 兄弟の命名 …………………………………………………… 95

8 「レボ」と「デキストロ」…………………………………… 98

9 キャッチーな一般名 ………………………………………… 101

10 デュオのちから ……………………………………………… 104

11 ねじれた薬名 ………………………………………………… 107

第4章 ステムの利便性と落とし穴 109

1 ステムを丸暗記するだけではだめ ………………………… 110

2 韻を踏む薬たち ……………………………………………… 112

3 アグとタン …………………………………………………… 115

4 よそ者の主張 ………………………………………………… 117

5 ステムは使いよう …………………………………………… 119

6 建物みたいな薬の名前 ……………………………………… 121

7 名前に残る出自 ……………………………………………… 123

8 「そうじゃない」と訴える薬名 …………………………… 125

9 「ジル」と「バ」…………………………………………… 127

10 「イブ」と「スタット」の微妙な違い …………………… 129

第5章 紛らわしい名前を区別するには 131

1 由来を知ってヒヤリハット防止 …………………………… 132

2 ポビドン？ポピドン？ ……………………………………… 134

3 丸暗記がまねく薬名の間違い ・・・・・・・・・・・・・・・・・・ 137

4 一文字違いではない ・・・・・・・・・・・・・・・・・・・・・・・・・・・ 139

5 「ン」の一文字がもつ意味 ・・・・・・・・・・・・・・・・・・・・・ 141

6 ドーピングとドパミン ・・・・・・・・・・・・・・・・・・・・・・・・・ 143

第6章 開発ストーリーの中で生まれた薬の名前 145

1 ハイブリッドな薬 ・・・・・・・・・・・・・・・・・・・・・・・・・・・・・ 146

2 脇役から主役へ ・・・・・・・・・・・・・・・・・・・・・・・・・・・・・・・ 148

3 災い転じて福となす ・・・・・・・・・・・・・・・・・・・・・・・・・・・ 150

4 ヘビ毒が教えてくれた酵素の形 ・・・・・・・・・・・・・・・ 152

5 カプトプリルからカプトが消えた意味 ・・・・・・・・・ 155

6 プロドラッグの長所と短所 ・・・・・・・・・・・・・・・・・・・・ 158

7 彼方立てれば此方が立たぬ ・・・・・・・・・・・・・・・・・・・・ 160

8 ゴール目前での逆転 ・・・・・・・・・・・・・・・・・・・・・・・・・・・ 162

9 広がる可能性 ・・・・・・・・・・・・・・・・・・・・・・・・・・・・・・・・・ 164

10 取り巻きへの気配り ・・・・・・・・・・・・・・・・・・・・・・・・・・ 166

第7章 薬物療法の発展とともに見る薬の名前 169

1 パーキンソン病治療の変遷 ・・・・・・・・・・・・・・・・・・・・ 170

2 引き立て役の進歩 ・・・・・・・・・・・・・・・・・・・・・・・・・・・・・ 173

3 新型コロナより恐れるべき感染症 ················ 176

4 映画好きが見出した結核治療薬 ················ 179

5 精神を変容させた石 ···························· 182

6 顔は似ているが性格は真逆 ···················· 185

7 副作用と有害作用 ···························· 188

第8章 名前から紐解く薬の歴史 191

1 アスピリンは販売名？ ························ 192

2 アスピリンが一般名になった本当の理由 ········ 195

3 人気者の宿命 ································ 198

4 世界初の抗生物質はペニシリンではない ········ 201

5 転身遂げた抗生物質のパイオニア ·············· 204

6 人類初の抗ウイルス薬とは ···················· 207

7 ホルモンの名前 ······························ 209

8 アドレナリンかエピネフリンか ················ 212

9 温故知新 ···································· 215

終わりに ······································ 218

付録 ·· 220

　　『薬事日報』掲載コラム一覧
　　（2020年4月30日〜2022年1月19日）

索引 ·· 223

難解に思われがちな
薬の名前

　私たち人間は，あらゆる物を区別するため，名前をつけます。名前をつけておかないと，自分が伝えたい対象物を他人に説明することがとても煩雑で困難になります。薬も同じです。名前がないと，正しく使えません。名前の果たす役割はとても重要です。

　薬の命名には，ある程度のルールがありますが，薬を発見あるいは開発した人が自由につけてよい部分もあり，それがそれぞれの薬の名前の個性になっています。

　序章では，『薬事日報』に掲載された記念すべき第1回コラム「一般名はなぜ覚えにくいのか」を組み入れて，薬の名前のなりたちを概説します。また，第65回コラム「薬名から化学を学ぶ」の文章に加え，私が実際の大学の授業で薬名に関してどのような話をしているかなどを新たに書き下ろしました。

　私の思いを詳しくお伝えすることで，「カタカナ表記された薬名の本当の意味を知ることの意義」について理解していただけたらと思います。

なぜ薬にはたくさんの名前が あるのか

　私の本名は「阿部和穂」である。あいにく，それ以外の名前はもち合わせていない。新聞やネットに記事を寄稿するときも本名を使っている。しかし，みなさんの中には，芸名やペンネーム，SNS上ではニックネームなどを使って多彩な活動を展開されている方もいるだろう。

　薬の世界では，私のように1つしか名前をもっていない平凡な薬はほとんどない。たいていは1つの薬が複数の名前をもち合わせている。大学で授業をするときには「この薬には2つの違う名前があって，ちょっと面倒だろうけれど両方覚えておいて」などと言って，学生を困らせてしまうこともしばしば。この本を手に取ってくださった方の中には，医薬品の専門家もいるだろうから，「釈迦に説法」かもしれない。しかし，改めて「どうして1つの薬にたくさんの名前があるのか」について解説しておきたい。

医薬品がもついろいろな名前

　化学物質の名称については，IUPAC（The International Union of Pure and Applied Chemistry：国際純正・応用化学連合）という組織によって命名法が定められており，そのルールにのっとればすべての化合物に対して自動的に「化学名」をつけることができる。

　たとえば，IUPAC名で「(5α,6α)-7,8-ジデヒドロ-4,5-エポキシ-17-メチルモルヒナン-3,6-ジオール」という薬物がある。立派な「化学名」だが，長くて覚えられないし，使いづらい。そこで，馴染みやすい名前として「一般名」もついている。実はこの薬物の一般名は「モルヒネ」である。

　また，薬の開発中にも名前はつけられる。製薬メーカーや個人の研究者などが新しい化合物を合成して医薬品開発をめざす場合，実用化されるまでは開発コード番号がつけられる。多くの場合，会社，研究所あるいは研究者個人のイニシャルに相当するアルファベットと番号が組み合わされ

る。たとえば，当時の藤沢薬品工業が見出した免疫抑制薬の候補となる化合物に対して「FK506」という名前（開発コード）が与えられた。後にこの化合物は，一般名「タクロリムス」と呼ばれるようになった。ある会社が開発中の化合物が，ライセンスの移譲によって別の会社に移ったときに，前とは違う開発コード番号が与えられることもあり，複数の会社を渡り歩くうちに，3つも4つも開発番号をもつことになった化合物もある。

いよいよ薬が認可されて販売されるとなると，いわゆる「商品名（正確には販売名）」がつけられる。たくさん売れるように，できるだけ魅力的な名前をつけたいものだ。

たとえば，「ジフェンヒドラミン」という一般名の薬物がある。アレルギーに関係するヒスタミンという生体内物質の働きを阻害することで，アレルギー症状を鎮めることができる。そこで複数のメーカーが「レスタミン®」「ベナ®」など異なる商品名をつけて抗アレルギー薬を発売した。ジフェンヒドラミンには眠気を催すという作用もあるので，あえて睡眠導入薬として，「ドリエル®」（dream wellに由来）という商品名で発売したメーカーもある。また，ジフェンヒドラミンには乗り物酔いを防止する効果もあるので，乗り物酔い止め薬として，「トラベルミン®」（travelに由来）の商品名で発売したメーカーもある。

このように，1つの薬にはたくさんの名前（化学名，開発コード番号，一般名，販売名）がついているのだが，このうち本名に相当するのは「一般名」である。

化学名は，国際的に通用するが，長くなりがちで扱いにくい。一方，商品名は親しみやすいものが多く，その由来も面白いが，ずばりその商品を扱っている限られた地域や機関でしか通用しない。日本で売られている薬の商品名を海外の人に伝えても，理解してもらえない。こうした化学名と商品名の欠点を補うべく，できるだけその薬の特徴を反映した簡潔な名前を決めて公表し，みんなが共通して使えるようにしたのが「一般名」（英語ではgeneric name）である。

薬の一般名はどうしてカタカナだらけなのか

　私が大学で主に担当しているのは，「薬理学」という科目である。薬の作用機序を扱う学問なので，代表的な医薬品の名前をあげて，その1つ1つがどうやって効くのかを解説するわけだが，そこで扱う名前は当然，広く通用し，薬の本名に相当する「一般名」である。

　そんな中，大学での授業中に学生からよく受ける質問がある。

　「薬の名前（＝一般名）はどうしてカタカナだらけなのか」

　その答えは明白である。薬の一般名は，国際的に通用するよう英文字で表記されるのが基本であり，日本で用いるときに，その発音をカタカナで表そうとしたからである。「漢字やひらがなの名前の方がイメージしやすい」という学生の意見はまったくその通りで，カタカナ表記が仇となって，得体が知れず覚えにくくなっているのも事実である。しかし，薬剤師をめざす学生たちが「覚えられない」では済まない。

　「カタカナだらけの薬の一般名をどうやって覚えたらいいのか」という切実な声に応えるべく，私は以下のポイントを学生たちにアドバイスしている。

語呂合わせの暗記法はナンセンス

　暗記法の1つに語呂合わせがある。薬剤師国家試験予備校などでは薬名を覚えるために，語呂を教えているところもあると伝え聞くが，まったくお勧めできない。語呂合わせは，意味のない数字や文字の羅列に，イメージしやすい意味をもたせるのには効果的なので，歴史の年号や電話番号などを暗記するために利用するのはよいと思うが，薬はそういうものではない。そもそもの名前に意味があるのだ。その意味を理解せずに，勝手な語呂合わせを当てはめるのはナンセンスきわまりない。例えるなら，自分の子供の名前を覚えるのに，わざわざ別の言葉で語呂合わせを作って覚えようとしているようなものだ。

薬の名前は正攻法で覚える

　私が大学の授業で勧めているのは，きわめてシンプルな正攻法2つ。

　1つめは「口に出して何度も言ってみなさい」。初めて見た薬の名前は，馴染みがなくうまく発音できない。たとえば，インフルエンザ感染症治療薬の「バロキサビル マルボキシル」。初めてこの薬名を見たとき，私自身も戸惑った。ところが，繰り返し何度も言っているうちに，スラスラと言えるようになるから不思議だ。私が薬の名前を覚えるのにあまり苦労しない最大の理由は，連日授業の中で薬名を何度も口に出して言っているからであり，現役の薬剤師の方々も同じであろう。また，自分が使ったことのある薬なら忘れず覚えているのも，その名前に何度もふれているからだ。

　2つめは「どうしてその名前がついたか理解しなさい」。どんな薬にも必ず名付け親がいて，何らかの理由があって命名したはずである。その起源を調べてみると，薬の化学構造や薬理作用，適応，その他の特性が反映されていることが多い。つまり，命名の由来を理解することは，名前だけでなく，化学構造や薬理作用などの特徴を関連付けて覚えられるという一石二鳥なのだ。

　たとえば，私が授業で「ウラピジル」という薬を教える時にはこう説明している。「テキストの構造式を見てごらん。ウラピジルの化学構造には，ウラシルとピペラジン環が含まれているよね。それからこの薬には血管拡張作用がある。血管拡張を英語でvasodilationと言うから，血管拡張作用のある薬にはジルをつけることが多いんだよ。つまり，ウラ（シル）＋ピ（ペラジン）＋ジルで，ウラピジルって名前になっているんだよ」という具合である。これで学生は化学構造，簡単な薬理作用，名前を関連付けて暗記できるわけだ。

　大半の薬の一般名は化学構造に基づいて名付けられているが，中には植物名や動物名，人名，地

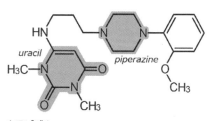

ウラピジル

名，色などが反映された薬もあり，それらを授業で話すと学生たちはいつも「へぇ〜」と喜んでくれる。印象深く心に残ったエピソードは，記憶の獲得と想起を容易にしてくれる。

すべての薬の名前に歴史あり

「薬の名前を口に出して何度も言う」は，やる気次第で実行可能だ。しかし，「名前の意味を理解しなさい」と言われても，学生たちが自分で薬名の由来を調べることは困難だし，それだけに時間を費やすのはもったいない。そこで，授業の中で，代表的な薬がどのように誕生したか，どうしてそのような名前がつけられたのかを話すことで，学生たちがその薬をより身近に感じるとともに，名前の意味を理解することはとても価値あるものだという意識をもってくれるよう努めてきた。しかし，当然のように授業時間には限りがあり，披露したいネタのごく一部しか話せないジレンマをもっていた。

そんな中，「学生たちが学ぶべきすべての薬の一般名の由来や誕生した歴史のエピソードをまとめた事典を作ろう」と思いついた。うまくいけば，授業で話せなかった薬のことも，事典を読んでくれれば自主学習の助けになるに違いない。

アイデアとしては悪くはなかったが，実際に私1人で執筆・編集するのは，とにかく大変だった。いろいろな出版社の方が興味をもってくれたものの，「一部の代表的な医薬品だけでいいのでは？」「あまり分厚い本は売れない」「もっとやわらかい内容だけにしたほうがいい」など，あまり肯定的とは言えない指摘を受けてしまい，挫折しかけたときもあった。しかし，私としては，今の日本で使われている「ほぼすべての」医薬品について，一般名の由来と開発に関わるエピソードをまとめた「大事典」を，どうしても作り上げたいという思いを譲ることができず，根気強く執筆を続け，予算的に厳しい状況でも賛同してくれた武蔵野大学出版会から発刊することができた。『薬名 [語源] 事典』が完成したとき，感慨ひとしおだったことは言うまでもない。

薬名の由来を考えながら薬理学を学ぶという試み

　2020年3月に発刊された『薬名［語源］事典』を，さっそく学生たちに役立ててほしいと願い，同年4月から武蔵野大学の薬学部に入学したばかりの1年生を相手に，「医薬品名のなりたち」という特別講義の1コマを用意していただき，6年間の薬学教育の中で，「薬の一般名を覚える」という難題にどう取り組めばよいのかを教え説く機会を得た。そこで私は，学生たちにまずこう話した。

　「みんなは，誰かと知り合いになったときに，名前と顔だけ分かればいい？　もっと仲良くなりたいと思ったら，その人を深く理解するために，いつどこで生まれてどんな風に過ごして今に至ったのか，その人の歩んできた人生とか，どうしてその名前がつけられたのかまで，知りたいと思うよね。薬も同じです。1つの薬のことを深く理解するには，どうやってその薬が誕生したのか，誰がいつ見つけて，どうやって病気の治療に使われるようになったのか，また誰がどういう理由でその名前をつけたのかまで知れるといいですよね。そうすれば，今まで使ったことも聞いたこともない薬でも，身近に感じて印象深く覚えられるし，その薬の本質を理解する助けになると思います。」

　そして，アセトアミノフェンやインドメタシンなど身近な薬が誕生した歴史を紹介し，先人たちの知恵によって今の私たちがその恩恵を受けていることを説いたり，薬の名前の中には，エドキサバンやジョサマイシンのように地名に由来したものや，アズレンスルホン酸やドキソルビシンのように色に由来したものなどもあることを紹介し，もっとたくさんの薬の名前にふれてみたいというモチベーションをかきたてるような余談をした。

　さらに，授業後には，学生全員に『薬名［語源］事典』を活用する課題レポートを与えてみた。まず自分が興味をもった医薬品を10～20個程度選んでもらった。入学したての1年生なので，薬理学は学んでおらず，具体的な薬名に触れたことが少ない学生も多い。そこで，自分や家族が病気になったときに使ったことがある薬など，薬局でもらった薬の説明書など

を見てみる。ドラッグストアで買った薬が家に常備してある場合には，製品パッケージの裏の成分表示などを見てみる。ほかにはテレビのCMなどで見聞きしたことがある薬，あるいは薬局に行って陳列してある薬の箱を見て興味をもった薬などをピックアップするなど。そうして集めた薬の名前を『薬名［語源］事典』で調べ，それぞれの名前の由来やエピソードをレポートにまとめるという課題である。

　レポートの最後に授業と課題の感想を書いてもらったところ，こんな言葉が寄せられた。

- 授業を受ける前は，たくさんの薬の名前を覚えるのは大変で不安に思っていたが，授業を受けた後は，由来と関連付けると非常に覚えやすく感じることができるようになった。本格的に薬について学ぶのが楽しみになった。
- 私は高校のころ，先生に「薬学は勉強が大変で，特に薬の名前を覚えるのは本当に大変」と言われてきた。しかし，大学に入り，この授業を受けてそんなことはないと思った。
- 薬学部に入った当初は，「カタカナだらけの薬品名をひたすら丸暗記しないといけないのか…」と少しネガティブな考えがありましたが，この授業を受けて，それぞれの薬にはそれぞれのエピソードがあったり，名前から作用が分かったりするなど，学習していくのは楽しいと思えたし，色々な薬について語れる薬剤師になれるよう頑張ろうという前向きな気持ちになれました。これから6年間，薬名事典がボロボロになるくらい，しっかりと読み込んで，立派な薬剤師になります！
- 今回の「医薬品名のなりたち」の授業はすごく興味深くて，おもしろくて，ワクワクしながら受けることができました。モチベーションがすごく上がりました。また，暗記に関してもエピソード学習はいいなと思いました。これから6年間薬学を学んでいくうえで，今回の授業の考え方を忘れずに，薬を覚えるというよりは，薬と友達になるというイメージで薬に対して理解を深めていこうと思います。

私にとっても初めての試みだった「医薬品名のなりたち」という授業を受けた当時の1年生は，現在3年生となった。私が担当する薬理学1～3は，2～3年次に開講されており，同じような課題レポートをすべての授業で繰り返し与え，『薬名［語源］事典』を活用して，自主的に学ぶ習慣を身につけてもらうよう促してきた。そんな3年生が提出した課題レポートには，こんな感想も書かれていた。

- 1年生の時は，面白そうだなくらいにしか考えていませんでしたが，学年が上がり学習する薬がどんどん増えてくるにつれ，薬名語源事典を活用しながら名前の由来を意識して覚えることの大切さがより実感できるようになってきました。
- 入学するまで，各大学にどこまで違いがあるかを考えてはきませんでしたが，たまたま武蔵野大学に入学してこの本に巡り合えた幸運に感謝したいです。知識が増えて，見る世界が変わっていくのが楽しいです。

　『薬名［語源］事典』を手にして，自分で調べて学習するという習慣を身につけてくれたであろう学生たちが，6年間の学びを終えて卒業するまでにどのように成長してくれるか楽しみである。

薬名から化学を学ぶ

　薬が化合物である以上，化学は薬学の要であることは間違いないのだが，化学の勉強に苦労している薬学生は非常に多い。私も，高校と大学で，生徒または学生の立場で授業を受けていた時の化学はあまり興味がもてなかった。しかし，薬理学を専門として自ら教育・研究に携わるようになって，化学が好きになった。

　私が勤務する武蔵野大学を始め多くの6年制薬系大学では，薬学基幹科目としての化学を低学年に，臨床につながる薬学専門科目としての薬理学を中学年に配置したカリキュラムを組んでいるところが多い。しかし，学生たちの知的好奇心をそそりながら両科目を効率よく学んでもらうには，

化学と薬理学を同じ時期に並行して関連付けながら学修できるカリキュラムの方が望ましいと考えている。

　その第一歩として，実際に私が薬理学の授業の中で意識して行っている試みの１つが，『薬名［語源］事典』を活用して，医薬品の名前や薬理作用と化学構造を深く関連付けて理解させることである。化学構造に関係したテーマを決めて薬名を探すという課題を与えるのも一案だ。

🎩 ペンタの響きをもつ薬

　化学では，化合物の命名にギリシャ語の数詞をよく使う。そして，化学構造に基づいて医薬品の一般名がつけられている場合には，こうした数詞が薬名に含まれていることがある。たとえば，「5を表す『ペンタ (penta)』を少なくとも一部でも名前に含んでいる医薬品を事典から探し出してまとめなさい」といった課題が出されたとしたらどうだろうか。

　すでに事典をおもちで，面白そうだと興味が湧いた方は，いったん読むのをやめて，さっそく探してみてほしい。事典をおもちでない方は，自分の頭の中にある薬名リストから，「ペンタ」の響きを含んだものを思いつくだけ挙げてみてから，以下を読んでいただくといいだろう。

　では，答え合わせをしよう。

　鎮痛薬のペンタゾシン (pentazocine) とタペンタドール (tapentadol)，麻酔薬のペントバルビタール (pentobarbital) とチオペンタール (thiopental)，抗てんかん薬のスチリペントール (stiripentol) とガバペンチン (gabapentin)，鎮咳薬のペントキシベリン (pentoxyverine)，散瞳薬のシクロペントラート (cyclopentolate)，抗悪性腫瘍薬のカペシタビン (capecitabine) とペントスタチン (pentostatin)，インフルエンザ治療薬のペラミビル (peramivir)，抗原虫薬のペンタミジン (pentamidine) など，たくさんある。

　単に名前を拾い上げるだけではなく，「ペンタ」がつく意味も考察していくとなお良い。

　上記の薬名には，共通して化学構造に基づいた「pe (nt)」が含まれてい

るわけだが，それぞれの意味は微妙に違っていて，ペンタン，ペンチル基，*sec-*ペンチル基，ペンチルアルコール，ペンテニル基，シクロペンタン，ペントースという異なる構造が反映されていることに気づけば，炭素５つから成る複数の化学構造の相違点を学ぶ題材にもなるし，薬効を発揮する上で「pe (nt)」がどのように関係しているのかを考えることで，それぞれの薬効領域の薬理作用の学習に紐づけていくことも可能だ。

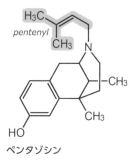

pentenyl

ペンタゾシン

　学生たちの学習意欲をかきたてるため，これからも私は『薬名[語源]事典』を活用した教育を続けていくつもりである。

　『薬名[語源]事典』では，頁数の都合上，薬が発見・開発されたエピソードなどはかなり簡潔にまとめざるを得なかった。私としては「本当はここが面白いんだけどな…」と思いながら，泣く泣く削った内容もたくさんあった。それに対して，2020年4月に『薬事日報』で連載スタートとなったコラム「薬の名前には意味がある」では，1500字前後という制限がありながらも，組み入れることができなかった内容も含め，かなり自由に薬名にまつわる話題を提供することができた。

　すでに医薬業界で働いている方でも，「この薬はどうしてこういう名前なのかな」と気にはなりながらも，「名前を丸暗記していればとりあえず仕事はできる」と諦めていた方は少なくないと思う。そんな方々が，私のコラムを読んで好奇心を再燃してくれたとしたら，この上なく嬉しい。

　毎回，『薬事日報』上でコラムを読んでくださった方には，本書を通して，もう一度楽しんでいただきたい。新聞で読んだことのない方にも，本書を通して，「すべての薬の名前に意味がある」ということと，その楽しさを知ってもらいたい。あわよくば，自分の将来に思いを巡らせている中高生などがこの本を手に取り，「医薬の仕事をやってみたいな」と思ってくれたら，なお嬉しい。

　そして，今後の医薬の発展に少しでも役立てば，本望である。

意外な起源の薬

　今の私たちは，科学の力によって自由に薬を作り出せるように
なったと思いがちですが，歴史をたどると，薬の源は自然の力に
よってプレゼントされたものであることに気づかされます。先駆的
な薬の名前に，神様や植物，動物にまつわるものが多いのは，まさ
にその証でしょう。地名や人名，社名が含まれた薬名もあり，名前
からその薬の歴史をうかがい知ることもできます。意味を考えずに
丸暗記していた薬の名前に，意外な起源が含まれていることを知る
と，とても親しみが湧いてくるはずです。

　第1章では，そんな薬名の話をまとめました。

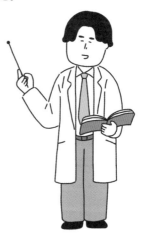

1 神聖な薬の名前

　現在の創薬では，ハイスループットスクリーニング（ロボットや人工知能を用いて膨大な化合物の中から自動的に高速で新薬候補を見つけ出す技術）が当たり前となっている。無数の化合物ライブラリーの中から，標的分子に作用しうるものを迅速に選別することが可能になってきた。

　そのためか，望んだ薬をいつでも自由自在に見つけ出せるかのように錯覚してしまいがちだ。しかし，病気の原因が分からず，どうしたら治せるのか分からない時代には，薬はとても神秘的なものだったに違いない。

夢の神に由来してつけられた薬

　「くすり」の語源には諸説あるが，島根の出雲大社にある古文書では，「奇（く）すしき力を発揮するもの」という意味から「くすり」と呼ばれるようになったと説明されている。「奇すしき」は「並みより優れている，突き出た，不思議な，神秘的な」という意味で，病を治してくれる不思議な力をもったものが「くすり」ということだ。

　では，最も古い薬は何だろうか。その答えは専門家でも迷うところだが，モルヒネはその1つだろう。

　ご存知の通り，ケシの未熟な実（いわゆるケシ坊主）に傷をつけて得られる白い乳液を乾燥させたものがアヘンであり，紀元前4000年ごろには古代スメリア人が眠り薬として使っていたという記録がある。5世紀ごろにはイスラム圏の交易網が発達し，アヘンはインドや中国，アフリカなどに伝えられ，11世紀ごろには再びヨーロッパに伝わり，医薬品として麻酔や痛み止めに用いられるようになった。

　19世紀初めにアヘンから有効成分を単離したドイツの薬剤師フリードリヒ・ゼルチュルナー（Friedrich Wilhelm Adam Sertürner）は，ギリシャ神話に登場する眠りの神Hypnosの子である夢の神Morpheusにちなみ，

その化合物をモルフィウム (morphium) と名付けた。後にその名は，オランダ語でmorfine，そして英語でmorphineと変遷した。

　余談ながら，私のお気に入りの映画『マトリックス』(1999年，キアヌ・リーブス主演) にはモーフィアスという人物が登場する。主人公のネオを夢から現実へと誘う役割を果たすが，その名前はモルヒネと同じ夢の神 Morpheus に由来すると思われる。

🎭 神の名をもつ薬たち

　神の名をもらった薬は他にもある。

　たとえば，アトロピンは，ナス科の植物ベラドンナ (学名：*Atropa belladonna*) の根から単離されたことから命名された。ベラドンナは毒草で，誤って摂取すると死ぬ場合もあることから，ギリシャ神話に登場する運命の三女神の1人アトロポス (運命の糸を切るのが役割) にちなんで，属名*Atropa*がつけられた。よって，"atropine"という薬物名には，「運命を断ち切る薬」という意味があると言える。

　コルヒチン (colchicine) は，イヌサフラン (学名：*Colchicum autumnale*) から見出されたことから命名された。痛風発作に用いられるが，毒性の強い薬物である。イヌサフランの属名*Colchicum*は，黒海に隣接していたアルメニアの古都市コルキス (Colchis) 辺りに多く咲いていたことに由来する。ギリシャ神話には，コルキスの王女メーディアが魔法の薬草を使って暗殺するエピソードが書かれており，コルヒチンの毒性と残忍な王女のイメージがちょうど重なる。

　対して，近代は次々と合成新薬が開発され，もはや薬は神秘的なものではなくなっているようだ。ともすれば「科学技術で自然を支配できる」と錯覚しがちだ。しかし，あまりおごっていると，自然から大きなしっぺ返しをくらうかもしれない。抗生物質や抗ウイルス薬の使用に伴って発生する「薬剤耐性」の問題などはその典型だろう。薬はもともと自然が授けてくれた宝物であることを忘れず，私たちはもっと謙虚でいなければならないのではないだろうか。

2 毒は最強の薬

　「副作用のない薬がいい」と多くの人は思う。しかし，私は薬理学の専門家として，「副作用がない薬はまったく効かない薬だとみなした方がよい」と学生に伝えている。安全性を重視しなくてよいということではない。薬というのは，体のどこかに作用して働きを変化させる化合物だから，大なり小なり副作用があるのは当たり前である。その一方で，薬のよい面を引き出しつつ不都合な悪い面を防ぎ，安全・安心に薬を患者さんに利用してもらうのが薬のプロの務めだと説いている。

毒をもった花　ジギタリス

　「毒」の意味を国語辞典で引くと，「健康や生命を害するもの。ためにならないもの。」などと書かれている。病気の治療や健康維持に役立つ薬とは正反対なものとみなされることが多い。しかし，体のどこかに作用して「効く」という点では，毒と薬は同じである。不思議な力をもつ毒草の研究から，多くの医薬品が誕生したことは，紛れもなくその証だろう。

　ヨーロッパ原産のオオバコ科植物のジギタリス（学名：*Digitalis purpurea*）は，すらっと優雅に伸びた花茎に，白から薄紫色のベル形の花がたくさん穂状についた様が美しく，洋風ガーデニングで人気がある。花の形が，裁縫で指を守るためにつける「指ぬき」に似ていることから，ラテン語で「指」を意味するdigitusに由来して，*Digitalis*という属名がつけられた。種小名の*purpurea*は，花の色「紫」を表している。

　一方で，ジギタリスは古くから有毒な植物としても知られていた。食すると，吐き気や下痢，めまい，不整脈などが起こり，最悪の場合は死に至る。そんな毒草が薬にもなることを初めて実証したのは，英国の臨床医ウィリアム・ウィザリング（William Withering）だと言われている。

　18世紀後半，ウィザリングは，当時治療が困難だった浮腫に対して，

ある民間療法師の老婦人が多くの草木を煎じて作った薬を用いていることを知る。そして，その効果がジギタリス由来であると推定し，ジギタリスの葉だけを煎じたものを浮腫の患者に与えて，その効き目を確かめることを繰り返した。その過程で，ジギタリスには利尿作用があることを発見し，さらには，嘔吐や下痢などの副作用が出ないレベルまで用量を下げることで安全に浮腫の治療に使えることを証明した。その後，ジギタリスの有効成分として，ジギトキシン（その名はdigitalis＋toxinに由来）などの単一化合物が分離され，強心薬として用いられるようになったことはよく知られている。

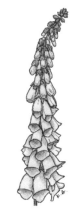

ジギタリスの花

薬理学の発展に貢献したカフェインとニコチン

　毒性をもつ化合物が医薬品として用いられた例は他にもある。

　1820年ごろ，ドイツの化学者フリードリープ・フェルディナント・ルンゲ（Friedlieb Ferdinand Runge）がコーヒー豆から初めて単離した化合物は，当初"Kaffebase"（コーヒーに含まれる塩基という意味）と命名されたが，後にドイツ語でcoffein，英語でcaffeineと呼ばれるようになった。

　1828年にドイツの化学者ウィルヘルム・ハインリッヒ・ポセット（Wilhelm Heinrich Posselt）とカール・ルートヴィヒ・ライマン（Karl Ludwig Reimann）がタバコの葉から単離した化合物は，タバコの学名 Nicotiana tabacum に由来してnicotineと命名された。ともに強力な中枢興奮作用ならびに多様な末梢作用を示すことから，多くの研究がなされ，薬理学の発展に大きく貢献した。

　生存競争を勝ち抜いてきた生物たちがもつ毒は，自然淘汰によって選び出された最強の生理活性物質である。決して「ためにならないもの」ではない。副作用をできるだけ少なくし，治療効果の高い「薬」として活かせるかどうかは，私たちの力量次第ということだ。

3 人を裁く豆

　スタジオジブリの宮崎駿監督作品『もののけ姫』は，私の好きな映画の1つだ。たくさんのテーマを含んでいるが，その1つが「人間と自然の共存」である。植物に支え助けられているはずの人間が，森林を伐採し開発を推し進めようとして，そのしっぺ返しが来るというストーリーを含んでいる。薬も人間と植物の関わりの中から生まれたものである。植物のもつ不思議な力に興味をもった人間が，その成分を分析・研究し，改変することによって様々な医薬品へと発展させてきた。

　そんな人間と植物の関わりに関連して，「豆が人の罪を暴く」というエピソードを紹介したい。

👹 人を裁く豆「カラバルマメ」

　話題の中心となるのは「カラバルマメ」という，西アフリカ・ギニア湾に面したカラバル地方を原産とするマメ科のつる性植物である。もともと川の水源近くの土手に生えていたが，つるが伸びて隣接する木の枝をのぼり，その先端の熟した実が川に落ちて，下流に住む人々の手に入るようになった。当時の住民たちは，その豆に毒性があることから，*esèrè*（エゼレ）と呼んだ。そして，今のような裁判制度が確立されていなかった時代に，裁きの道具として利用したのである。

　被告人は，たくさんのカラバルマメの豆粒をそのまま食べさせられたり，煎じた液を飲まされたりした。生き残れば無罪，死ねば有罪と判定された。「そんな一か八かの方法で裁くなんて酷い」と思われるかもしれないが，薬理作用から考えると，案外理にかなった方法なのである。

　大量のカラバルマメを摂取すると，胃が刺激され嘔吐反応が起こる。「自分は何も悪いことをしていないから死ぬわけがない」と確信する者は，大量の豆を一気に食し，吐いてしまうので，毒成分が体に入っていかず，

結果的に死を免れることができる。一方，自分
に罪の意識がある者は，「食べると死ぬかもし
れない」と怖くなり，食べるのに躊躇して時間
がかかってしまう。結果的に，吐くことなく，
豆に含まれていた毒成分が体内に吸収され，死
んでしまうといった仕組みである。

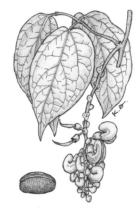

カラバルマメ

豆から生まれた薬　フィゾスチ グミンの功績

　1864年に，ドイツのJ・ヨープスト（J. Jobst）
とO・ヘッセ（O. Hesse）が有効成分の分離に成功し，カラバルマメの学名
である*Physostigma venenosum*に由来してその成分をphysostigmine
（フィゾスチグミン）と名付けた。属名の*Physostigma*は，奇妙なくちば
しのような形をした雌しべの柱頭（stigma）を表しているそうだ。また，
翌1865年にはA・ヴィー（A. Vee）とM・レヴェン（M. Leven）が結晶
化に成功し，原住民が呼んでいた豆の通称エゼレに基づいて，エゼリンと
いう別名をつけた。ちなみに，英国の小説家アガサ・クリスティが書い
た，私立探偵エルキュール・ポアロシリーズの最終作『カーテン：ポアロ
最後の事件』には，カラバルマメから抽出したフィゾスチグミンを研究し
ていたフランクリン博士の妻が，フィゾスチグミンが原因で死亡するとい
うエピソードが描かれている。1975年刊行だが，原案はすでに1943年
にできていたようで，当時フィゾスチグミンのもつ魔力が注目されていた
ことがうかがえる。

　フィゾスチグミンは，コリンエステラーゼを可逆的に阻害して副交感神
経性の反応を増強することが見出され，緑内障の治療に応用された。しか
し，言うまでもなく強い毒性があり，現在では医薬品としては用いられてい
ない。その代わり，ネオスチグミン，ピリドスチグミン，ジスチグミン，リ
バスチグミンなど，多くの後継医薬品の開発を導く重要な役割を果たした。

　裁きを受けないよう，我々はその恩恵に感謝する心を忘れてはならない。

4 ザクロから生まれた薬

秋が深まるころ，十分に熟すと，厚みのある茶褐色の果皮がひび割れるように裂け始め，その中に赤く美しい宝石のような小さな粒状の実をたくさんつける樹木といえば，そう「ザクロ」である。小さな実をかじると，プチプチとした食感と甘酸っぱい味わいが楽しめる。

「ザクロ」と呼ばれるまで

ザクロは，ミソハギ科ザクロ属の落葉高木で，学名を *Punica granatum* という。原産地は，ペルシャ地方から北インドとされ，イエメンのソコトラ島には今もザクロの原種（学名：*Punica protopunica*）の木が残っているそうだ。ヨーロッパではスペインのグラナダ地方の特産の果実とされていたことから，フランス語でリンゴを意味するpommeとGrenade（＝グラナダ）を組み合わせて"Pomme Grenade"と名付けられ，それが変化して現在の英名pomegranateになったようだ。

中国では，安石国（ペルシャ地方に相当）でとれる瘤（こぶ）のような果物という意味で，「安石瘤」と呼ばれるようになり，それが変化して「石榴」という字で表されるようになった。これが日本に伝来したとき，中国語の「ジャクリュウ」という読みが訛り，「ザクロ」と呼ばれるようになったと言われている。また，原産地とされているイラン地域の「ザクロス」あるいは「ザグロス山脈」から，「ザクロ」と呼ばれるようになったという説もある。

ザクロは生薬としても知られ，乾燥させた果皮または樹皮は「石榴皮」（セキリュウヒ），根の皮は「石榴根皮」（セキリュウコンピ）と呼び，かつては条虫という寄生虫の駆除に用いられていた。日本薬局方にも「石榴根皮」が初版から第七改正まで収載されていたが，毒性が強く，現在は使われていない。石榴皮には，ペレチエリン，イソペレチエリン，プソイドペ

レチエリンなどのアルカロイドが含まれるが，このうちプソイドペレチエリンには特徴的な環状アミン構造がみられる。6員環のピペリジンに*N*-メチル基と炭素原子3個からなる架橋がついた環状アミンで，アトロピンなどに含まれるトロパン骨格のホモログである。この骨格は，ザクロの種小名*granatum*にちなんで，グラナタン（granatane）と呼ばれる。

🦷 ザクロに由来する薬

　ザクロそのものではないが，ザクロの成分に関連して見出された合成医薬品に，マザチコールとグラニセトロンがある。

　マザチコールは，1970年代に田辺製薬でグラナタン誘導体群の化学構造と生物活性が系統的に検討された結果，より選択的な中枢性抗コリン作用を有することが見出され，パーキンソン症候群治療薬として開発された。その化学構造が，トリメチルアザビシクロノニル基に2つのチエニル基がついたアルコールとみなせることから，trimethyl-azabicyclononyl + thienyl + alcoholからmazaticolと名付けられた。その名前からは，ザクロが由来だとは分からない。

　グラニセトロンは，グラナタン骨格を有し，選択的にセロトニン5-HT$_3$受容体を遮断する制吐薬である。抗悪性腫瘍薬による悪心・嘔吐にセロトニン5-HT$_3$受容体が深く関与し，同受容体の遮断薬が強力かつ選択的な制吐作用を示すことが英国のスミスクライン・ビーチャム社で発見され，1980年代半ばに同社でグラニセトロンが見出された。granatane + serotonin receptor antagonistからgranisetronと名付けられた。こちらは，ザクロ由来であることがうかがえる。

グラナタン骨格

プソイドペレチエリン（上）とグラニセトロン（下）

5 火にまつわる薬名

　薬理学の授業で，骨粗鬆症に用いられるビスホスホネート薬の作用機序を「破骨細胞中のファルネシルピロリン酸（または二リン酸）合成酵素を阻害する」と解説したところ，学生から「どうして二リン酸のことを"ピロ"リン酸というのですか」と質問された。化合物の命名において，2を表す数詞として「ジ (di)」や「ビ (bi)」を使うことは知っているが，「ピロ」がなぜ「2」に相当するのか，不思議に思ったようだ。

ピロは本当に2を表す？

　実は，ドイツ語や英語でpyro（ピロまたはパイロと発音）には「火の，熱の」という意味があり，リン酸を減圧下で"加熱"脱水して生成する化合物を，「ピロリン酸」と呼んだのである。その実体は，リン酸2分子が縮合した化合物なので，「二リン酸」が正式な名称とされる。つまり，「ピロ」が「2」を意味するわけではない。

　医薬品を構成する骨格にも，火や熱に関係したピロを含むものが多い。

　まずはピリジン。1849年，スコットランドの化学者トーマス・アンダーソン (Thomas Anderson) は，動物の骨の高温加熱によって得られた油から，不快な臭いのある無色の液体を分離した。その2年後には純粋な化合物の分離に成功し，その物質に引火性があったことから，pyridineと名付けた。語尾の-idineは，窒素原子を含む環状化合物に付される接尾辞である。

　ピリジンから派生したものに，ピリミジン，ピラジン，ピリダジンがある。どれもがピリジンに含まれる炭素の1つが窒素に置換された化合物群で，いずれも化学式$C_4H_4N_2$で表される異性体である。ピリミジンは，イミン構造を含むとみなされ，pyridineとimineを組み合わせてpyr-imi-dineと名付けられた。ピラジンとピリダジンは，ピリジンより窒素が1

つ多い化合物とみなされ，フランス語で窒素を意味する「azote」に由来したazをpyridineと違うように組み合わせ，それぞれpyr-az-(id)ine，pyrid-az-ineと命名された。

　ちなみに，空気中に酸素は20%程度存在しており，私たちはそれを体内に取り入れないと生きられない。しかし，空気中の80%を占める窒素は，別になくても生きられる。つまり，窒素は「生きるために必要でないもの」という意味で，ギリシャ語のα-(a-，英語では"not") + ζωή (zōē，英語ではto live) に由来して，azoteと呼ばれるようになったそうだ。

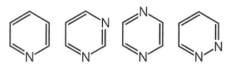

左からピリジン，ピリミジン，ピラジン，ピリダジンの化学構造

ピリジンにまつわる薬名

　『薬名[語源]事典』の中には，1321点の医薬品の一般名のなりたちが紹介してあるが，火や熱に関係したピリジン，ピリミジン，ピラジン，ピリダジンを化学構造中に含み，かつ名前の中に「P」の音（ピだけでなくプやペを含む）が反映されている薬を数えあげてみたところ，実に43個あった。

　比較的分かりやすいものとしては，抗リウマチ薬のサラゾスルファピリジン (salazosulfapyridine)，コリンエステラーゼ阻害薬のピリドスチグミン (pyridostigmine)，冠血管拡張薬または抗血小板薬のジピリダモール (dipyridamole)，抗不整脈薬のジソピラミド (disopyramide)，非ステロイド性抗炎症薬のピロキシカム (piroxicam，py→piと綴り替え)，駆虫薬のピランテル (pyrantel)，抗結核薬のピラジナミド (pyrazinamide) などがある。また，ジヒドロピリジン系Ca拮抗薬には，1,4-dihydropyridineを短縮した-dipineがステム（接尾辞）として必ずついている。

　他にどんなものがあるか興味のある方は，私の事典で探してみてほしい。

6 スパイシーな薬たち

前のコラムで，医薬品の化学構造中に含まれる「ピリジン」「ピリミジン」「ピラジン」「ピリダジン」について解説したが，これらと響きが似ていて学生がよく混同する構造に「ピペリジン」と「ピペラジン」がある。同じ「ピ」がついているので，火や熱を意味する「pyro-」と関係があるかと言えば，まったく違う。

その起源は，「コショウ」である。

コショウから生まれた薬

コショウ（学名：*Piper nigrum*）は，インド原産のつる性植物である。その果実（ペッパー）は，食べ物の味を引き立てる香辛料として欠かせないものだが，古くから抗菌・防腐効果もあると知られており，食料を保存する役割も担っていた。ヨーロッパでは，金や銀と同等な価値があるとみなされ，貨幣の代わりに用いられたこともあるそうだ。中国には西方から伝来したため，西方の異民族を表す「胡」に，サンショウのような香辛料であることから「椒」をつけて，「胡椒」と名付けられた。日本には中国から伝来し，「胡椒」を「コショウ」と呼んだというわけだ。

1819年にデンマークの化学者ハンス・C・エルステッド（Hans Christian Ørsted）が，コショウに含まれる主たるアルカロイドの単離に成功し，コショウの学名*Piper*にちなんでpiperine（ピペリン）と名付けた。その後，ピペリンの化学構造中には，シクロヘキサンのもつ炭素原子の1つが窒素原子に置換された環状アミンが含まれていることが分かり，含窒素環状化合物を表す接尾辞 -idine をpiperineに添えて，この部分構造をpiperidine（ピペリジン）と呼ぶようになった。

一方，ピペラジンは，シクロヘキサン中の向かい合わせになった2つの炭素原子が窒素原子に置換された環状アミンである。ピペリンの部分構造

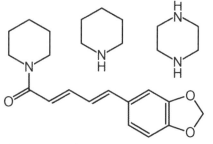

であるピペリジンの4位炭素が窒素に置換された化合物ともみなせることから，窒素を表すazをpiper-ineに挿入して，piperazineと名付けられた。ただしピペラジンの構造は，天然化合物中にも見られるが，その名の起源であるコショウには含まれていない。

ピペリン（下），ピペリジン（中央），ピペラジン（右上）

ピペリジンとピペラジン

　『薬名［語源］事典』に掲載されている1321点の医薬品のうち，ピペリジンまたはピペラジンの構造をもち，かつ名前の中にpiperidine，piperazineの綴りの一部が反映されている薬を数えあげてみたところ，実に70個あった。

　比較的分かりやすいものとしては，抗コリン性の鎮痙薬であるピペリドレート（piperidolate），消化性潰瘍治療薬のピレンゼピン（pirenzepine），統合失調症治療薬のプロクロルペラジン（prochlorperazine），ハロペリドール（haloperidol），リスペリドン（risperidone），アリピプラゾール（aripiprazole），パーキンソン病治療薬のビペリデン（biperiden），中枢性筋弛緩薬のエペリゾン（eperisone），鎮咳薬のチペピジン（tipepidine），制吐薬のドンペリドン（domperidone），βラクタム系抗菌薬のピペラシリン（piperacillin），セフォペラゾン（cefoperazone）などがある。

　ピペリジンとピペラジンは，様々な植物アルカロイドや，近年新たな医薬品の資源として注目されている海洋天然物の生理活性に重要な部分構造であり，様々な薬の活性を増強または減弱するのに有用と考えられ，誘導体の探索研究において導入が検討されてきた。ピペリジン系ならびにピペラジン系の医薬品はこれからも増えていくことだろう。

7 動物たちの薬

「薬」の部首が「くさかんむり」であることから想像がつくように，植物由来の化合物もしくはその誘導体が医薬品として応用されたものは非常に多い。一方，数は少ないが，動物と関連があり，その薬名にも動物種名が含まれている薬があるのだが，ご存じだろうか。

🧪 生き物から生まれた薬

まずは比較的簡単なところから。骨粗鬆症に用いられるエルカトニン (elcatonin) は，ウナギ (eel) のカルシトニン (calcitonin) の合成誘導体であることから命名された。東洋醸造が1970年代に合成したのだが，鰓後腺からカルシトニンを抽出・精製するために多くのウナギを用いたため，関係者たちはウナギの蒲焼をたらふく食べたという羨ましい逸話を聞いたことがある。なお，作用機序として骨吸収抑制作用があると以前は説明されていたが，臨床的には骨密度低下を防ぐわけではなく，疼痛を緩和する効果しかないとみなされている。

また，利胆薬のウルソデオキシコール酸 (ursodeoxycholic acid) は，古くから消化機能の改善に用いられてきた生薬の「熊胆」の主成分であるため，熊の学名 *Ursus* に基づいて名付けられた。胆石溶解薬のケノデオキシコール酸 (chenodeoxycholic acid) は，ガチョウの胆汁から見出されたので，ギリシャ語でガチョウを意味する ch (e) na に基づいて名付けられた。

以上3つくらいは，薬学の専門家なら知っておいてほしいところだ。

🧪 薬マニアのみぞ知るマニアックな薬

ここからは，相当な薬マニアでないと知らないであろう薬を紹介しよう。糖尿病の治療に用いられるビグアナイド系薬物のメトホルミン

(metformin) やブホルミン (buformin) は，グアニジンが 2 個結合した構造を母核としてもつビグアナイド系薬物であるが，グアニジンが蟻酸 (formic acid) の誘導体とみなされたことから，form + amine を短縮した -formin が接尾辞 (ステム) としてつけられている。つまり，その名はアリ (ラテン語で formia) に起源があると言える。

　また，マイナーな医薬品ではあるが，抗血栓薬の 1 つであるバトロキソビン (batroxobin) は，カイサカ (学名：*Bothrops atrox*) という毒ヘビから発見されたトロンビン (thrombin) 様酵素を医薬品化したものであることから命名された。抗悪性腫瘍薬のトラベクテジン (trabectedin) は，カリブ海産のホヤの一種 *Ecteinascidia turbinata* から発見されたことから命名された。少し分かりにくいが，ected-trb を入れ替えて trb-ected，さらに発音しやすいように a を加えて trab-ected，これに -in をつけて trab-ected-in となった。

🐛 キノコは動物？　由来から見えてくる生き物とは

　最後の 1 つは，医療目的では現在用いられないが超有名な薬物であるムスカリン (muscarine) だ。「ん？　ムスカリンはベニテングダケから発見されたので動物とは関係ないのでは？」と思われた方もいるに違いない。その通りで，ベニテングダケの学名 *Amanita muscaria* に由来してムスカリンと命名されたのだが，その種小名 *muscaria* はラテン語でハエを意味する musca に由来しているのだ。ハエがなめると体が麻痺して動かなくなることから，ベニテングダケは，日本ではハエトリタケ，英語では fly agaric とも呼ばれる。よって，ムスカリンという薬物名はハエが起源と言えるというわけだ。

　ただし，ベニテングダケをなめたハエの体が麻痺するのは，ムスカリンではなく，他の毒成分 (イボテン酸) の作用によるものと考えられている。

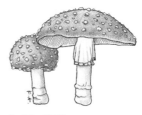

ベニテングタケ

8 ご出身地はどちら？

　2020年1月17日。地球の約77万年前から約13万年前までの年代を象徴する大きな特徴が記録されていた千葉県市原市の地層が，地質年代の基準地として選定され，国立極地研究所や茨城大学などの研究チームは，その年代名を「チバニアン」とすることを提案し，正式に認められたのがこの日である。地球の歴史の一時代として日本の地名が刻まれたことは，とても誇らしいことだ。

　薬の一般名にも，地名が刻まれているものがある。まずは，チバニアンと同じように，日本の地名が入った薬から紹介しよう。

日本の地名が刻まれた薬

　最も分かりやすいのは，エドキサバン (edoxaban) である。低分子の経口抗凝固薬で，第一三共が創製した。その名は，第一三共葛西研究開発センターの所在地が東京都江戸川区であることに由来している。名前が出身地を表しているというわけだ。

　臓器移植の発展に大きく貢献した免疫抑制薬のタクロリムス (tacrolimus) も同様だ。1984年に当時の藤沢薬品工業が，筑波山の土壌サンプルから分離した放線菌 *Streptomyces tsukubaensis* の代謝産物として見出した。頭文字のTは，筑波のTから来ている。

　抗生物質のジョサマイシン (josamycin) の名前は，高知県長岡郡の土壌から分離された放線菌の変種である *Streptomyces narbonensis* var. *josamyceticus* の培養ろ液中から発見されたことに由来する。少し分かりにくいが，高知県の土佐 (tosa) に似た発音で，かつ語呂のよい「josa」を選んで，名前に組み入れたそうだ。

世界各国の地名にちなんだ薬

　海外の出身地名が入った薬もいくつか紹介しよう。

　抗生物質のリンコマイシン (lincomycin) は，1960年代に米国アップジョン社が米国ネブラスカ州リンカーン近くの土壌にいた放線菌 (*Streptomyces lincolnensis* var. *lincolnensis*) から発見したことに由来して，命名された。また，同社がリンコマイシンに化学的修飾を加えて合成したクリンダマイシン (clindamycin) にも，「リン」が引き継がれているので，ともに地名が関連した薬名と言える。

　ピマリシン (pimaricin) は，1957年にオランダのギストブロカデス社が土壌放線菌の一種である *Streptomyces natalensis* から発見した抗真菌性抗生物質だが，この土壌の採取地である南アフリカの都市名 Pietermaritzburg にちなんで命名された。

　抗悪性腫瘍薬のパクリタキセル (paclitaxel) は，1969年に米国のリサーチ・トライアングル・インスティチュート社のモンロー・E・ウォール (Monroe E. Wall) とマンスック・C・ワニ (Mansukh C. Wani) らによって，イチイ科の植物である *Taxus brevifolia* の抽出物から分離・同定された。当該植物は，北米の太平洋岸に生育することから Pacific yew（太平洋イチイ）とも呼ばれる。つまり，パクリタキセルの頭のPは，太平洋出身であることを表しているのだ。

　出身地名が入った薬名は他にもある。知りたくなった方は，是非ご自分で探してみてほしい。新しい発見があるかもしれない。

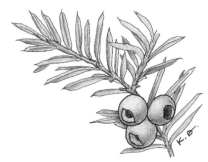

タイヘイヨウイチイ (pacific yew)

イースター島から生まれた薬

イースター島は，太平洋上にあるチリ領の火山島である。オランダの探検家ヤーコプ・ロッヘフェーン（Jacob Roggeveen）が，1721年8月1日にオランダ西インド会社の3隻の帆船からなる艦隊を率いて航海に出発し，オーストラリア大陸をめざした。そして，1722年4月5日に南太平洋上に浮かぶ小さな島を発見した。その日がちょうど復活祭（イースター）の夜だったことから，その島は英語でEaster Islandと呼ばれるようになった。

今回は，このイースター島から生まれた免疫抑制薬「シロリムス」の話をしよう。

イースター島出身「シロリムス」

イースター島には，1000体余りの巨大な人面の石像，いわゆる「モアイ像」が建っており，「誰がいつ何のために建てたのか？」といったような多くの謎に包まれている。2019年には，モアイ像の多くが，飲み水のある場所の近くに立っていることを示す研究結果が学術誌「PLOS ONE」に発表された。降雨量が少ない火山島で真水が湧き出る場所を示すために建立された可能性もあるようだ。

1972年にカナダのエヤースト・マッケンナ・アンド・ハリソン社のスレンドラ・ナス・セガル（Surendra Nath Sehgal）らが，イースター島の土壌サンプルに含まれていた放線菌*Streptomyces hygroscopicus*から新規の抗生物質を単離し，ラパマイシン（rapamycin）と命名した。その名は，イースター島の現地名"Rapa Nui"（ポリネシア系先住民の言葉で「広い大地」を意味する）に，放線菌*Streptomyces*属由来抗生物質のステムである-mycinを添えてつけられた。ラパマイシンは当初，抗真菌薬としての応用が検討されたが，酵母を用いたスクリーニングで，ラパマイ

シンが作用する新しい標的分子が見つかり，「ラパマイシン標的タンパク質 (target of rapamycin)」の略として，「TOR」と名付けられた。さらに，TOR の相同遺伝子が哺乳類にもあり，セリン・スレオニンキナーゼとして機能し細胞成長を制御する役割を担うことが分かり，mTORと呼ばれるようになった。

ラパマイシン

　その後，ラパマイシンは，mTORを阻害してリンパ球や腫瘍細胞の増殖を抑制することが明らかとなり，免疫抑制薬や抗悪性腫瘍薬として開発されることとなった。それに伴い，改名が検討されることとなり，放線菌 *Streptomyces hygroscopicus* 由来でリンパ球 (lymphocyte) に作用する免疫抑制薬 (immunosuppressant) であることから，シロリムス (sirolimus) と名付けられた (yをiに綴り替え)。

シロリムスのステム「ロリムス」

　シロリムスの成功を受けて同類の免疫抑制薬が開発され，それらの名前には共通したステム (接尾辞) としてロリムス (-rolimus) をつけることとなった。

　スイスのノバルティス・ファーマ社が合成したエベロリムスは，シロリムスに2-ヒドロキシエチル基が加わった誘導体なので，hydroxyethyl derivative of sirolimus を短縮して everolimus と名付けられた。シロリムスと同様，mTORに結合して細胞増殖シグナルを阻害することから，免疫抑制薬または抗悪性腫瘍薬として用いられている。

　米国ワイス社が合成したテムシロリムスは，dihydroxymethyl

propionic acid がエステル結合したシロリムスの誘導体なので，met を逆さ読みした tem を sirolimus の頭に添えて，temsirolimus と名付けられた。この薬自身がmTOR阻害作用を示す上，体内で代謝されてできるシロリムスもmTOR阻害作用を示し，腫瘍細胞の増殖を抑制する。日本では，腎細胞癌への適応しか認められておらず，免疫抑制薬としては用いられない。

　イースター島のモアイたちも，その足元の土から画期的な薬が誕生するとは思ってもいなかったことだろう。

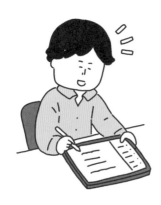

10 薬に自分の名前を
つけてみたい！

　私は星空を眺めるのが好きだ。故郷での高校時代は天文部（正確には
「地学部」）に所属し，望遠鏡で月面を観察したり，学校に泊まり込みの許
可をもらってペルセウス座流星群やふたご座流星群などを観測したりして
楽しんでいた。今の住まいでは，街明かりのせいで星が少ししか見えず，
夜空を見上げる機会がめっきり減ってしまった。

　私と同じように天体観測が好きな方ならよくご存じだと思うが，月面ク
レーターには，ケプラー，コペルニクスなど天文学の発展に貢献した科学
者らの名前が付されている。新星を発見すると，自動的に命名の権利が得
られ，自分の名前をつけることもできる。いつか自分もそうしてみたいと
憧れを抱くが，今の生活を続けている限り実現できなさそうである。

 ## 人の名前が入った薬

　薬は医療に用いられるものであるから，化学構造や薬効など薬としての
特性がおおまかに把握できるような一般名が望ましく，自分で開発したか
らといって堂々と自分の名前をつけることはできない。しかし，あまり知
られていないが，実は間接的に人名が反映された薬名もいくつかあるので
紹介しておこう。

　C型肝炎の治療に用いられる抗ウイルス薬のソホスブビル
(sofosbuvir) は，イソプロピル基 (isopropyl) とホスホリル基
(phosphoryl) を含むことから命名されたが，合成・開発に関与した米国
ファーマセット社のMichael Sofiaにもちなんでいるようだ。

　局所麻酔薬のリドカイン (lidocaine) は，研究段階では，発見者である
ニルス・レフグレン (Nils Löfgren) とベント・ルンドクヴィスト (Bengt
Lundqvist) にちなんでLL30と呼ばれていた。最終的に2,6-キシリジン
(xylidine) を含むことから，局所麻酔薬のステムである-caineと合わせ

てリドカインと命名されたが，医薬品として実用化されるにあたって，一般名の頭に「L」を置いたのは，発見者の名を残したいという思いがあったのではないかと推察される。

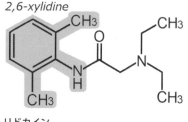

2,6-xylidine

リドカイン

　バシトラシン (bacitracin) という抗生物質は，1945年に米国コロンビア大学のバルビナ・A・ジョンソン (Balbina A. Johnson) らによって枯草菌*Bacillus subtilis Tracy*株から発見されたことから命名された。そもそもTracy株という名称は，1943年に当該細菌がMargaret Tracyというアメリカ人少女（1936年生まれ）の膝の汚染された傷から初めて分離されたことに由来している。つまり，この薬名には人名が含まれていることになる。

　エムトリシタビン (emtricitabine) というHIV-1感染症治療薬は，1990年代に米国のEmory大学で見出された逆転写酵素阻害薬 (reverse transcriptase inhibitor) であることから命名された。Emory大学は1836年に米国ジョージア州のメソジストのグループによって創設され，開学の前年に亡くなったメソジストのJohn Emoryにちなんで大学名がつけられたので，エムトリシタビンという薬名の起源は人名にあると言える。

　現在，私は大学の研究室でアルツハイマー型認知症治療薬の開発に取り組んでいるが，もし本当に自分の研究した薬を後世に残せることになったら，薬名の一部にこっそり自分の名前を入れてみたいなと思う。宇宙の片隅にある未知の星に名前をつけるよりも実現の可能性は高いかもしれない，と勝手に妄想を膨らませている。

11 その薬，うちの会社が見つけたんですけど

薬の名前の中には，人名だけでなく，薬を開発した団体や会社の名前が
こっそり入っているものもある。今回は，そのような例を紹介しよう。

こっそり入っている会社名

　1つめは，血栓症の予防に用いられる抗凝固薬のワルファリンである。

　1920年代前半，米国北部とカナダで，スイートクローバーなどの貯蔵
牧草を食べた牛の出血が止まらず死亡する病気が発生した。貯蔵牧草には
カビが生えており，それが血液凝固を阻害していたことが原因だった。
1930年代には，ウィスコンシン大学の研究チームによって，放置された
干し草に含まれていた血液凝固阻害物質としてジクマロールが同定された。

　ワルファリンは，ジクマロールより強力な抗凝固作用を示すクマリン誘
導体として見出され，まず1948年にネズミの駆除剤（殺鼠剤）として発
売された。1951年には米国のある軍人が，ワルファリンを含む殺鼠剤を
使って自殺を図ったが，当時解毒剤として知られていたビタミンKの投与
で回復した。この事件がきっかけとなり，ワル
ファリンを医療に役立てようという試みが始ま
り，1954年にヒトへの投与が正式に認められ
た。1955年には，米国のアイゼンハワー大統
領が心臓発作を起こし，ワルファリンを処方さ
れた。日本では1962年に発売された。「ワル
ファリン」という名前は，開発に携わり特許を
有する研究財団の名称Wisconsin Alumni
Research Foundationの頭文字をとった
"WARF"に，クマリン（coumarin）誘導体であ
ることから-arinを足して，warfarinとなった。

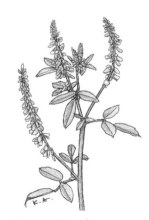

スイートクローバー

2つめはミリモスチム。造血幹細胞から単球/マクロファージ系細胞への分化・増殖を刺激するマクロファージコロニー刺激因子（macrophage colony-stimulating factor：M-CSF）製剤の1つで，森永乳業とミドリ十字が共同開発したので，両社名（morinagaとmidori）に共通した響きのmiriを頭に付して，mirimostimと名付けられた。

　3つめは，関節リウマチ治療薬のサリルマブ。フランスのサノフィ（Sanofi）社と米国のリジェネロン・ファーマシューティカルズ（Regeneron Pharmaceuticals）社が共同開発した，免疫系に働くヒト型モノクローナル抗体なので，Sanofi + Regeneron + lymphocyte + human monoclonal antibodyからsarilumabと名付けられた。

　4つめは，抗悪性腫瘍薬のスニチニブ。米国スゲン（Sugen）社が見出したチロシンキナーゼ阻害薬なので，Sugen + tyrosine kinase inhibitorからsunitinibと名付けられた。

　最後は，皮膚疾患に用いられる抗炎症薬のトリアムシノロンアセトニド（triamcinolone acetonide）とアムシノニド（amcinonide）。どちらも合成糖質コルチコイドであるプレドニゾロンの誘導体で，アメリカンサイアナミッド（American Cynamid）社が作ったことから，「アムシ（amci）」が入っている。

薬名で足跡残す

　近年は，製薬会社の合併などによる再編が激しい。あるデータによると，日本国内で医療用および一般用医薬品を製造販売する会社の数は，1995年ごろ1500社以上あったのが，2014年には300社程度まで激減した。新薬の開発に関わった製薬会社が，別の会社に吸収合併されることを繰り返すうちに，もともとその薬を発見したのが誰なのか分からなくなってしまうケースも少なくない。当初の開発に関わった会社としては，薬名の中にこっそり社名を入れておけば，その足跡を残すことができるに違いない。今回紹介した薬名にそれがあてはまるかどうかは不明だが。

12 価値ある悪臭

バレリアン（Valerian，学名：*Valeriana officinalis*）は，ヨーロッパ原産のオミナエシ科カノコソウ属の多年生植物で，初夏になると，まっすぐ伸びた茎の上方に散房状の花序をつけ，ピンクがかった白い小さな花をたくさん咲かせる。その名前は，古くから薬草として利用されたことに基づいて，ラテン語で「価値，強さ」を意味する valere（英語の value の語源でもある）に由来してつけられた。日本では「セイヨウカノコソウ」，「纈草（けっそう）」または「吉草（きっそう）」とも呼ばれる。

悪臭放つ植物　バレリアン

バレリアンの根（バレリアナ根）や茎には精神の高揚を抑え不眠症に効果があることが知られ，古代ギリシャ時代から利用されてきた。作用機序は不明だが，抑制性神経伝達物質のGABA（γ-アミノ酪酸）の働きを高めることによって，中枢抑制作用を発揮すると考えられている。

バレリアンには，有効成分として化学構造C_4H_9COOHの有機酸が含まれ，それを吉草酸（valeric acid）という。狭義の吉草酸は，化学構造$CH_3(CH_2)_3COOH$で表される*n*-吉草酸のことをさすが，広義の吉草酸には4種類の異性体があり，そのうち最もメジャーなのは，化学構造$(CH_3)_2CHCH_2COOH$で表されるイソ吉草酸で，これが乾燥したバレリアナ根が放つ悪臭の素である。

ちなみに，イソ吉草酸は，足裏の不快な刺激臭の素でもある。通気性の悪い靴下や革靴の中の密閉された環境で，足から出てくる汗や皮脂をエサとして皮膚常在菌が繁殖し，老廃物としてイソ吉草酸を生じて悪臭を放つ。また，年を取るとイソ吉草酸を作る細菌の量が増えるため，中高年特有のきつい口臭が発生すると言われている。

悪臭から生まれた薬　バルプロ酸とバルサルタン

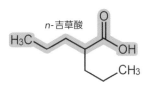

n-吉草酸

バルプロ酸

　このバレリアンや吉草酸に関連した医薬品の1つにバルプロ酸がある。バルプロ酸は，1882年に米国の化学者ベバリー・S・バートン (Beverly S. Burton) によってn-吉草酸の類縁化合物として合成された。n-吉草酸にプロピル基が付加した化合物なので，valeric acidにpropylを挿入してvalproic acidと名付けられた。ただし，その後およそ80年間は，有機化合物の代謝不活性剤として使われていただけだった。ところが，1962年にフランスのリヨン大学の研究生であるピエール・エイマード (Pierre Eymard) が，数多くの薬物の抗痙攣作用を検討する動物実験で，バルプロ酸を賦形剤として用いたところ，被検薬物を含まない対照群でも活性が認められた。その原因を追究したところ，活性がないと思っていたバルプロ酸に抗痙攣作用があることを見つけた。バルプロ酸は最終的に，1967年にフランスで初めて抗てんかん薬として承認された。現在では全般性てんかんの第一選択薬と位置付けられるほか，双極性障害や片頭痛の治療にも用いられている。

　バレリアンや吉草酸に関連したもう1つの医薬品がバルサルタンだ。タンパク質を構成する必須アミノ酸の1つバリン (2-アミノイソ吉草酸とも呼ばれる) を導入した医薬品で，1989年にスイスのチバ・ガイギー社で合成された。バリンは，吉草酸 (valeric acid) に似たアミン (amine) であることからvalineと名付けられた。バルサルタンは，バリンの構造を含む選択的アンジオテンシンⅡ受容体拮抗薬なので，valine + selective angiotensin receptor antagonistからvalsartanと命名された。体内に存在する血管収縮物質であるアンジオテンシンⅡの受容体を選択的に遮断することによって効果的に血圧を下げることから，高血圧症治療薬として実用化された。

　まさか足裏の悪臭が薬の原料になるとは，驚かれた方も多いに違いない。

名前の中に隠された
薬の特徴

　薬の一般名は，化学構造に基づいてつけられたものが圧倒的に多いですが，中には，その薬の特徴である色や数字に由来して名付けられたものもあります。薬とは程遠いと思われがちな金・白金・銀・ダイヤモンドなどの高価な鉱物資源に由来したものもあります。また，薬は病気を治すのが主な役割ですから，薬理作用や適応は重要な情報であり，それらが名前に組み込まれたものも多くあります。そのことを知っておくと，名前と作用機序・適応を簡単に関連付けられます。

　第2章では，そんな薬名の話をまとめました。

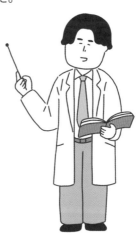

1 色とりどりな薬の名前

　錠剤や顆粒，液剤など薬の剤形は様々あるが，色は白いものが多い。「飲み忘れを防ぐ」「使用目的が分かるようにする」などの理由で，カラフルな色のものもあるが，たいていは有効成分である化合物の色ではなく，添加物などの色である。

　有効成分そのものが特徴的な色をしている代表例には，胃潰瘍・胃炎の治療に用いられる胃粘膜保護成分のアズレンスルホン酸がある。

名前から分かる青色の薬

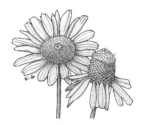

カモミール（カミツレ）

　カモミール（和名：カミツレ，漢字では「加密列」と書く）は，春先に白と黄色のかわいい花を咲かせるキク科の一年草で，有名なハーブの１つだが，ヨーロッパ南部や東部では古くから各種炎症性疾患に対する民間薬として用いられてきた。

　1863年に英国の化学者で香料家のジョージ・ウィリアム・セプティマス・ピエス（George William Septimus Piesse）は，カモミールを加熱蒸留して得られる精油の分析を行い，分離された青色の油をアズレンと命名した。その名はスペイン語で「青い」を意味するazulに由来する。ちなみに，アズレンは生のカモミールには含まれていない。植物に含まれるテルペンが熱によって化学変化を起こし，青いアズレンができるのである。

　また，フランス語で「紺，青」を意味するazurは，南フランスの風光明媚な保養地として知られる海岸一帯のコート・ダジュール（フランス語：Côte d'Azur，日本語では紺碧海岸とも訳される）の名前にも含まれる。

　アズレン（精油）の詳しい分析によって同定されたカモミールの有効成分は，カムアズレン（カモミールのアズレンという意味）と名付けられた。

1950年代には，カムアズレンの合成誘導体が検討された結果，優れた抗炎症作用をもつグアイアズレンが見出された。さらに，グアイアズレンの水溶性誘導体として合成されたアズレンスルホン酸は，消炎を目的として広く臨床応用されるようになった。日本では1960年に発売され，現在までに，胃潰瘍・胃炎治療用の配合剤や，口腔内炎症治療用のうがい薬などが市販され，そのほとんどの販売名にアズの響きが入っており，いずれも青色をしているのが特徴だ。まさに「名は体を表す」である。

🎩 他にもあるカラフルな薬

　アミノグリコシド系抗生物質のゲンタマイシンとカナマイシンも，その名が色に由来している。

　ゲンタマイシン（gentamycin）は，土壌放線菌*Micromonospora purpurea*から発見され，その色が細菌染色に用いられる色素のゲンチアナバイオレット（別名：クリスタルバイオレット）に近いことから，「ゲンタ」マイシンと名付けられた。さらに元をたどると，ゲンチアナバイオレットという色素名は，植物のリンドウ（学名：*Gentiana*）の花の色に似ていることに由来しているので，ゲンタマイシンとリンドウは間接的に関係があることになる。

　カナマイシン（kanamycin）は，長野県の土壌から分離された放線菌*Streptomyces kanamyceticus*の代謝産物として発見されたことから命名された。放射菌の種小名*kanamyceticus*は，その菌叢の色調が珍しい金色，つまりカナ色をしていたことに由来する。

　抗悪性腫瘍薬のダウノルビシン（daunorubicin）やドキソルビシン（doxorubicin）の名前に含まれる「ルビ」は，赤い宝石ルビーを意味するフランス語のrubisに由来する。その名の通り，ダウノルビシンやドキソルビシンは，鮮やかな赤色をしている。

　こうした意味を知ると，無味乾燥だった薬の名前が，明るいカラフルな響きに聞こえてくるから不思議だ。

目薬とハリー・ポッター

　薬局で売られている目薬には，赤色，黄色または青色がついているものがあり，何だかよく効きそうに思える。しかし，これらの目薬に鮮やかな色がついているのは，売り上げを伸ばすために，他の商品との差別化を図ったり，見栄えを良くしたりするためではない。実は，目薬の場合，着色目的での添加剤の使用は認められていないため，それらの鮮やかな色は含まれている有効成分の色に相当する。

　具体的には，赤色の元はビタミンB_{12}，黄色は活性型ビタミンB_2（フラビンアデニンジヌクレオチドナトリウム），青色はアズレンスルホン酸ナトリウムである。そして，これらの成分の含有量が多いほど，色は濃くなる。成分表示を確認しなくても，見た目の色で成分やその含量が区別できるため，自分が欲しい目薬を探すのに便利である。

　今回は，赤色の元になっているビタミンB_{12}にスポットをあててみたい。

🎩 シアノコバラミンの名前はゴブリンと関係する

　ビタミンB_{12}は，分子量約1350で，かなり複雑な立体的構造をもち，中心金属のコバルトについた置換基によって4種類あることが知られているが，目薬に入っているのはもっぱらコバルトにシアノ基(-CN)が結合したシアノコバラミンである。

　1948年に，英国グラクソ・ラボラトリーズ社のアーネスト・レスター・スミス(Ernest Lester Smith)らと米国メルク・アンド・カンパニー社のエドワード・L・リックス(Edward L. Rickes)らによってほぼ同時期に発見され，cyano + cobalt + vitamin からcyanocobalaminと名付けられた。

　コバルトは，原子番号27の元素で，ドイツ語のコーボルト(koboldまたはkobalt)が語源とされる。コーボルトは，民話に登場する伝説上の醜

い妖精，精霊のことであり，16世紀ごろのドイツでは，鉱物の冶金が困難なのはコーボルトが鉱石に魔法を仕掛けたせいだと考えられていたことから，その鉱石が含んでいた元素にコバルトの名を与えたという説が有力である。

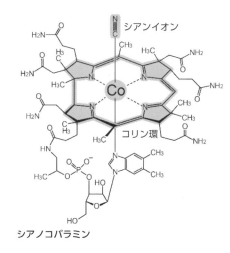

シアンイオン

コリン環

シアノコバラミン

　ちなみにコーボルトは，英語では「ゴブリン」と訳されることもある。そう，あの人気小説『ハリー・ポッター』に登場する魔法生物「ゴブリン（小鬼）」は，コーボルトをモデルとして考えられたキャラクターである。

赤い目薬の秘密

　ケイ酸コバルトを含むガラスはきれいな青色を呈する。ワインなどの青いボトルにはたいていこのコバルトが入っている。アルミン酸コバルトを含む青色の顔料は，コバルトブルーと呼ばれ，油絵具や陶磁器の着色に用いられる。美しい浜辺を「白い砂浜とコバルトブルーの海」と評するように，コバルトには「青色」のイメージが強い。では，いったいなぜ目薬のコバルトは赤いのだろうか。

　実はその答えは，中学生が一番よく知っているかもしれない。

　中学校の理科で誰もが習ったはずの塩化コバルト紙。たとえば，炭酸水素ナトリウムを加熱すると，水と二酸化炭素と炭酸ナトリウムに分解されるが，水が生成されたことは塩化コバルト紙が赤色に変わることで確認できる。無水の塩化コバルトは青色であるが，水を吸収して水和物となると赤色を呈するため，水の存在を判定するのに利用されているのだ。ちなみに，タンスなどの水分を吸収して乾燥させるために使われる乾燥剤シリカゲルにも塩化コバルトが混ぜてあり，使い始めは青色，水を吸収すると赤

色に変わって使用期限を知らせてくれる。

　つまり，コバルトは，いろいろな分子と錯体を形成し，その状態によって色調が変わるのだ。シアノコバラミンの場合，コバルトにポルフィリン類似のコリン環とヌクレオチドとシアノ基が配位して，赤色に見えるのである。

　また，ビタミンB$_{12}$中のコバルトは，＋1〜＋3の酸化状態をとることができ，＋3価で赤色を示しているが，＋2価になると黄色〜橙色，＋1価では緑色に変わることが知られている。ビタミンB$_{12}$の酸化還元を伴う反応は，まるで信号機のようである。「赤い目薬」は，眼精疲労に効くだけでなく，将来を担う子供たちに「化学の面白さ」を伝えるのにも役立ちそうだ。

　読者のみなさまの中には，学校薬剤師として講話をする機会のある方もいらっしゃるに違いない。「赤い目薬」と「ハリー・ポッターのゴブリンのフィギュアか写真」と「乾燥剤シリカゲル（あるいは塩化コバルト紙）」を持参して，「この3つには共通点があるのだけれど，何だか分かる？」と子供たちに語りかけてみてはどうだろうか。

3 スミレ色の薬名

　ジャガイモの切り口にヨウ素液を滴下すると青紫色になる。小学5年の理科で学習するお馴染みの「ヨウ素デンプン反応」である。私が小学校で学んだ時には，「デンプンの存在を確かめるために用いる試薬はヨウ素液」と丸暗記させられたように思う。間もなく，「そもそもヨウ素って何だろう。どうしてヨウ素と呼ぶのだろう」と疑問に思ったが，その答えは誰も教えてくれなかった。

👨‍🏫 ヨウ素の発見

　ヨウ素が発見されたのは約200年前。フランスの化学者ベルナール・クールトア (Bernard Courtois) は，父親の火薬に使う硝酸を製造する工場の経営がうまくいかず借金をかかえたため，その仕事を引き継ぐことになった。

　1811年のある日，硝酸カリウムを作るために必要な炭酸ナトリウムを得ようと，海藻を燃やした灰を水で洗い，不要物を除去するつもりで硫酸を加えたところ，過剰の硫酸を加えると紫色の蒸気がモクモクと生じることを偶然発見した。その蒸気は，冷えると独特な黒紫色の針状結晶になった。もともと薬学を学んでいたクールトアは，その珍しい物質に興味を示し，友人のシャルル・デソルム (Charles-Bernard Désormes) とニコラ・クレマン (Nicolas Clément) に分析を依頼したところ，それが新元素から成ることが判明した。

　ギリシャ語で「スミレ色の」を意味するiódesにちなんで，この新元素をiodeと命名したのは，フランスの化学者で物理学者のジョセフ・ルイ・ゲイ＝リュサック (Joseph Louis Gay-Lussac) である。なお，日本語名の「ヨウ素」は，iodeのドイツ語読み「イオダ」に由来し，ヨウ素のドイツ語であるJod (ヨード) から変化していった。

理科の実験に用いるヨウ素溶液は，正確には「ヨウ素ヨウ化カリウム水溶液」である。ヨウ素単体（I_2，常温・常圧では固体）は水に溶けにくいため，ヨウ化カリウム水溶液にヨウ素を加えてよく混ぜて調製される。$I^- + I_2 \rightarrow I_3^-$という変化が起こり，茶褐色の溶液となる。デンプンが存在すると，I_2分子はデンプンのらせん構造にぴったりはまり込み，電子を供与されて赤い光を吸収しやすくなる。そのため，デンプンが青紫に染まって見えるというわけだ。

ヨウ素に由来して名付けられた薬

第5章の2で紹介する「ポビドンヨード」に代表されるように，ヨウ素は医療分野でも広く応用されているイメージがあるが，よく考えてみると，毒性が強いからこそ消毒薬として用いられているのであり，全身投与には向かない。しかし，その中でもヨウ素原子が化学構造中に含まれ，さらにそのことが名前にも反映されている医薬品は2つしかない。

1つは，甲状腺ホルモン薬のリオチロニンである。1915年に米国の化学者エドワード・カルビン・ケンダル（Edward Calvin Kendall）が，甲状腺に多量に存在する特異なヨードタンパク質チログロブリンのアルカリ加水分解物から，ヨウ素を含む活性物質を単離し，チロキシン（thyroxine）と命名した。言うまでもなくその名はthyroid gland（甲状腺）に由来する。1952年には，生化学者であるカナダのジャック・グロス（Jack Gross）と英国のR・ピット＝リバース（Rosalind Pitt-Rivers）が，ヒトの血漿中に，チロキシンよりヨウ素が1つ少ないトリヨードチロニン（Triiodothyronine）が存在することを報告した。

その後，トリヨードチロニンは化学合成できるようになり，生物活性のあるL体が甲状腺機能低下を補う医薬品として使用されるようになり，その名はL-triiodothyronineを短縮してliothyronineと名付けられた。

もう1つは，抗不整脈薬のアミオダロンである。ベルギーのラバズ社は，ケリンという天然化合物に冠血管拡張作用があることに注目し，狭心症治療を目的とした冠血管拡張薬の合成研究を進め，1962年にアミオダ

ロンを見出した。その後，基礎研究から抗不整脈作用が見出された。アミノ基 (amino)，ヨウ素 (iodo)，フラン環 (furan) を含むケトン (接尾辞：-one) なので，amiodarone と名付けられた (r と a の順番入れ替え)。

　ちなみに，リオチロニンとアミオダロンは，名前に「スミレ色」を含んでいるが，それ自体に色はついていない。

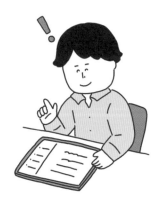

4 レースのような植物から生まれた薬

　前回のコラムで取り上げた抗不整脈薬のアミオダロンに関連したクイズを出そう。

　「アミオダロン，ニフェジピン，クロモグリク酸。この3つの薬の共通点は何か」。もう少し具体的に問うなら，「3つともある植物が元になって見出されたが，その植物とは何か」というクイズだ。それでも難問だろう。

🐼 美しい花の正体

　前回のコラムでも少し触れたように，アミオダロンはケリンという天然化合物をリード化合物とした探索研究から見出された。そのケリンを含む植物がこのクイズの正解で，ケラ，クエラ，アンミなどと呼ばれるセリ科の一年草 (学名：*Ammi visnaga*) である。近縁種であるドクゼリ (学名：*Cicuta virosa*) に葉が似ていることから，別名でイトバドクゼリモドキとも呼ばれている。もともとは地中海沿岸部および南ヨーロッパの温暖な地域に自生していたが，美しい花を咲かせることから好まれて世界中に広がり，現在は日本でも野原などに生えている。その花は，同じセリ科のニンジンやセリなどに似ており，白く繊細な小花がたくさんまとまってレースのように見えることから，「ホワイトレースフラワー」とも呼ばれる。花束では，他の花を引き立てる添え花としてよく使われているので，名前を知らなくても見たことがある人は多いだろう。

　ひょろひょろと細い茎は，乾燥すると木のように硬くなり，爪楊枝として使用されるので，そのまま英名でTooth-pick，日本でも「つまようじ」というニックネームで呼ばれることもある。

　また，種子から水蒸気蒸留法にて抽出したものは，「クエラオイル」と呼ばれ，甘い香りを放つ精油としても人気だ。

画期的な薬をもたらす

　ケラは薬草としても注目され，平滑筋弛緩作用があることが古くから知られていた。エジプトでは，腎疝痛を治療する民間薬として用いられていた。

　1948年にはドイツ・バイエル社の化学者フリードリヒ・ボザート (Friedrich Bossert) が，ケラの果実の成分ケリンが冠血管拡張作用を有することに着目し，研究を開始した。薬理学者ウルフ・ファーター (Wulf Vater) の協力により，ケリンからキノリン類，さらにキノリン類を開環した構造の化合物として1,4-ジヒドロピリジン誘導体が検討され，最終的に強力な冠血管拡張作用を示すニフェジピンが1966年に見出されたのである。ニトロフェニル基 (nitrophenyl) と1,4-ジヒドロピリジン環 (dihydropyridine) を含むので，nifedipineと名付けられた (phをfに綴り替え)。その後多数のジヒドロピリジン系Ca拮抗薬が作られ，心血管系疾患の治療に大きく貢献したのはご存じのとおりである。

　一方，1965年に英国の臨床医ロジャー・アルトゥニャン (Roger Altounyan) は，自身の喘息に対して，気管支拡張作用を期待してケラを用いたところ，改善効果を認めた。また，英国フィソン社は，より強力な平滑筋弛緩薬を求めて約700のケリン誘導体を合成していた。この中にクロモグリク酸が含まれており，アルトゥニャンは自らを被験者として抗原吸入誘発試験を行い，その効果を確かめた。クロモグリク酸は，ヒスタミンによる気管支収縮を抑制しないにもかかわらず，抗原吸入誘発による気管支収縮を強く抑制した。その後，アレルギー反応に伴うマスト細胞の

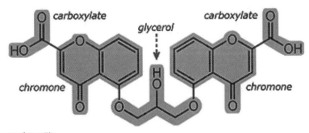

クロモグリク酸

脱顆粒を抑制するなどの作用機序が解明され，抗アレルギー薬として実用化されることとなった。2分子のクロモンカルボン酸がグリセロールと結合した化合物なので，chromone + glycerol + carboxylate から cromoglicate と名付けられた（y を i に綴り替え）。

　ホワイトレースフラワーがなかったら，各領域で画期的な役割を果たした3つの薬が生まれなかったかもしれないと考えると，自然の偉大さを改めて思い知らされる。

5 ローマ数字が入った薬の名前

　もともと農耕民族だった古代ローマ人は，自分たちが飼っている羊を数えるために，木の棒に刻み目を入れたという。羊が柵から１匹ずつ出ていくたびに，Ⅰ，Ⅱ，Ⅲという具合に。これがローマ数字の始まりについての通説である。

　現代社会において数を扱うときは，圧倒的にアラビア数字（1，2，3…）を使うことが多いが，「エリザベスⅡ世」「第Ⅳ章」「数学Ⅰ」などのように単に順序や番号を示すときにはローマ数字で表すこともある。私の好きな映画『バック・トゥ・ザ・フューチャー』に登場するヒルバレー裁判所の大時計の文字盤にもローマ数字が使われている。理科の分野でもローマ数字は活用されている。たとえば化学では硫酸鉄（Ⅱ）のように，金属イオンの価数を示すのに使われる。また，生物学では，血液凝固に関わる因子を第Ⅰ～ⅩⅢ因子（第Ⅵ因子は存在せず全部で 12 個）と示している。

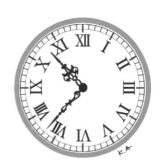

 ## ステム　「キサバン」はローマ数字に由来する

　薬の名前にもローマ数字が含まれているものがある。最も分かりやすいのは，血栓症の治療に用いられる経口抗凝固薬の「リバーロキサバン」「エドキサバン」「アピキサバン」であろう。

　これらは，血液凝固系に含まれる第Xa因子に結合して直接阻害する薬である。第Xa血液凝固因子（Xa blood coagulation factor）を阻害する薬（antagonist）という意味で，語尾に共通した -xaban（キサバンと読む）というステムがつけられている。「Xa」を本来「テン・エー」と発音すべきところ，「キサ」と読み替えたところが面白い。私が大学の薬理学の

授業で教えるときには，「Xa因子をバーンと抑えるから，キサバ～ン」とちょっとふざけた説明を加えている。全員がほぼ一発で覚えてくれる。

　ちなみに，3つの直接第Xa因子阻害薬が日本で発売された年は，エドキサバン2011年，リバーロキサバン2012年，アピキサバン2013年であるが，国際的にはリバーロキサバンが最初に開発された。

　1990年代にドイツのバイエル・ヘルスケア社では，先に米国アップジョン社が合成したオキサゾリジノン系合成抗菌薬のリネゾリドに注目し，同類の誘導体の合成と薬効探索を行っていた。その過程で見出されたのが，後のリバーロキサバンである。グラム陽性菌に無効で，ミトコンドリア毒性も弱いことが分かり，抗菌薬としての開発は断念したが，薬効スクリーニングの過程で偶然にも抗凝固作用が見出された。特に第Xa因子活性部位との親和性が高く，選択的かつ直接的に第Xa因子を阻害し，しかも良好な体内吸収と高いバイオアベイラビリティを有する薬として開発され，2008年には世界で初めての経口投与可能な選択的直接作用型の第Xa因子阻害薬としてカナダで承認された。

ⅤとⅥを含む薬

　ローマ数字を含んだ薬名は他にもある。

　1970年代半ばに米国リチャードソン・メレル社によって合成された抗てんかん薬のビガバトリンは，抑制性神経伝達物質のγアミノ酪酸（GABA）にアリル基が付加した炭素6個の化合物で，GABAトランスアミナーゼ阻害作用を有するので，Ⅵ（6のローマ数字表記）＋GABA＋transaminase inhibitorからvigabatrinと名付けられた。

　2010年ごろに米国のギリアド・ファーマセットLLC社が見出したC型肝炎ウイルス非構造タンパク質NS5A阻害薬のベルパタスビル（velpatasvir）は，ベンゼン環-ピラノース環-ナフタレン環-イミダゾール環がつながった五環構造が特徴的であることから，五環にちなんだローマ数字のⅤが，名前の頭に配された。

6 ワン・ツー・スリー

ローマ数字が組み込まれた薬の名前を前回紹介したが，今回は，英数字の読み（ワン，ツー，スリー……）が含まれたものをまとめて紹介しよう。

セボフルランには何の数字がある？

1つめは，揮発性吸入麻酔薬のセボフルランである。

外科手術に必要な麻酔薬を探索する研究は，古くから行われてきた。19世紀半ばにクロロホルム（$CHCl_3$）を吸入すると麻酔がかかることが発見されたものの，毒性が強く，特に深刻な不整脈を引き起こすことが問題となった。20世紀になると，ジエチルエーテルが代わりに用いられるようになったものの，引火性があることが問題となった。

1951年には英国ICI社のチャールズ・ウォルター・サックリング（Charles Walter Suckling）が，麻酔作用をもつ可能性があるハロゲン化薬物について理論的に解析し，水素原子をハロゲン（<u>halogen</u>）で置換したエタン（<u>eth</u>ane）の誘導体として，ハロタン（halothane）を合成した。ちなみに，ハロタン1分子中に含まれるハロゲンは，フッ素が3つ，塩素が1つ，臭素が1つである。ハロタンは肝障害と不整脈を生じるという欠点があったことに加え，同類の麻酔薬が登場したため，日本では2015年に販売中止となった。

ハロタンをさらに改良した吸入麻酔薬として登場したのが，ハロゲン化エーテル類である。米国のエア・リダクション社は，1963年にエンフルラン，1965年にイソフルラン，さらに1970年前半にデスフルランを合成・開発した。それらの化学構造上の特徴は，フッ素を多く含んでいることで，1分子中のフッ素の数は，エンフルランとイソフルランが5つ，デスフルランが6つである。そうしてフッ化（fluoro）が進んだハロタンという意味合いで，<u>fluoro-halothane</u>を短縮した-fluraneがステムとし

て語尾に付されることとなった。

　セボフルランは，1968年に米国のトラベノール社によって合成された。化学的に安定な液体で，気化器を使って吸入すると，迅速な麻酔導入と覚醒を得ることができ，かつ調節性にも優れることから，現在の吸入麻酔薬の主流となっている。語尾にフルランとついていることから分かるように，ハロゲン化エーテル類の1つであるが，上述の3つのフルランよりもさらに多い，7つ (seven) のフッ素原子を含むことから，sevofluraneと名付けられた (発音しやすいようにoが加えられた) というわけだ。

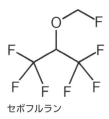

セボフルラン

🛢 英数字が由来の薬

　英数字の読みを含む2つめの薬物ツロブテロールは，アドレナリンβ_2受容体を刺激する気管支拡張薬で，1971年に北陸製薬によって合成された。tert-ブチル基が付加した2-アミノエタノールを基本構造とし，芳香環に2-クロロ基がついているので，two (tuと綴り替え) -chloro + tert-butyl-amino-ethanol (terとbuを入れ替えてbu-ter-ol) となることからtulobuterolと名付けられた。

　3つめのシタグリプチンは，DPP-4を阻害する糖尿病治療薬で，1990年代後半に米国メルク社によって合成された。本薬は，6つ (six) のフッ素とトリアゾール環 (triazole) をもつDPP-4阻害薬 (ステム：-gliptin) なので，sitagliptinと名付けられた。

　4つめのトシリズマブは，関節リウマチの治療に用いられるヒト化抗ヒトインターロイキン-6受容体モノクローナル抗体で，中外製薬によって創製された。ヒトインターロイキン-6 (interleukin six) 受容体に特異的に結合し，リンパ球 (lymphocyte) が関与する免疫系に影響するヒト化 (humanized) モノクローナル抗体 (monoclonal antibody) であることから，tocilizumabと名付けられた (ter→to, si→ci, ly→li, uz→zuと替えた)。

7 大きな数の薬名

序章で，化合物の命名に用いられるギリシャ語の数詞が医薬品名に反映された例として，「penta（5）」を取り上げた。もしこのコラムを読んでくださった方の中に，「じゃあ他の数詞にまつわる薬名も探してみよう」と思ってくださった方がいたら嬉しい。それこそ，私が学生に期待している課題学習の副次的効果である。「ついでに調べてみよう」という意欲を自発的にもてた学生は，放っておいても知識をどんどん増やしてくれるからだ。そこで今回は，他の数詞にも興味をもってくださった読者のみなさまに，さらなるクイズを出したいと思う。

薬名にある最も大きい数詞とは？

では問題。最も大きな数の数詞が名前に含まれた医薬品は何か？　またその数はいくらか？

前回同様，いったんこのコラムを読むのをやめて，ご自分の頭の中の薬名リストで探してみてから，以下を読んでいただくといいだろう。

新型コロナウイルス感染症治療薬の1つとして認められ注目を集めた，ステロイド性抗炎症薬のデキサメタゾン（dexamethasone）には，16を表す数詞decahexaを略したdexが入っているので，答えの候補として閃いた方もいらっしゃると思うが，残念ながらもっと大きい数が正解だ。

脂質異常症治療薬として用いられるイコサペント酸エチルを閃いた方もいらっしゃるだろう。本薬は，5つ（penta）のシス型二重結合をもつ20個［(e)icosa］炭素のカルボン酸であるエイコサペンタエン酸（eicosapentaenoic acid，EPA）のエチルエステル体である。5＋20＝25と考えられなくもないが，5と20という独立した2種類の数字が含まれているとみなせば，本薬が含む最大の数は「20」である。

大きい数詞が入る意味

　実はさらに上回る数詞を含む薬名が2つある。テトラコサクチドとタカルシトールである。テトラコサクチドはあまりメジャーな医薬品ではないし，タカルシトールはどこに数詞が入っているのか分かりにくいので，難問だったに違いない。それらに含まれる数は「24」である。

　テトラコサクチドは，39個のアミノ酸から成る副腎皮質刺激ホルモン（ACTH）のN末端から24番目までのアミノ酸配列を有するペプチドで，1961年にスイス・チバ社によって初めて合成された。24個（tetracosa）のアミノ酸から成る合成ペプチド（synthetic peptide）という意味で，tetracosactideと名付けられた。ACTHと同様の生理活性と副腎皮質刺激作用を有することから，副腎皮質機能検査に用いられている。

　タカルシトールは，1970年代半ばに帝人が合成した活性型ビタミンD_3の類縁体で，活性型ビタミンD_3よりも体内からの消失が速く，血清カルシウム濃度の上昇作用が弱いことから，外用剤としてより適すると考えられ，乾癬をはじめとする角化症治療薬として実用化された。活性型ビタミンD_3は1，3，25位に3つの水酸基をもつのに対して，タカルシトールは水酸基の位置を1，3，24位とした誘導体であることから，tetracosa + calcitriolからtacalcitolと名付けられた。

タカルシトール

　興味のない方にとっては，こんなマニアックな内容はどうでもいいことかもしれない。しかし逆の見方をすれば，こうした話題にも興味を示せることが専門家の証ではないかと私は思う。

　私が教えている学生たちには，「薬名はただ丸暗記していれば事足りる」というような薬剤師にはなってほしくない。

8 | 光輝く薬

　パエリアは，私が好きなスペイン料理の1つだ。専用のフライパンで野菜，魚介類，肉などたっぷりの具材を炒めた後，米と水を加えて炊き上げて作られる。具材のスープがたっぷりしみ込んだ米は最高にうまい。加えて，サフランで色付けられた黄色がさらに食欲をそそる。

　ところで，なぜパエリアは，お米を黄色く色づけするのかご存じだろうか。その起源は諸説あるが，単に「おいしそうに見えるから」ではないようだ。

🦠 細菌学者ロベルト・コッホの発見

　金は，展延性に富み，化学的に反応性が低い固体金属で，古くから世界中で貴重な存在として人々を魅了してきた。中世ヨーロッパでは，金を食べれば健康になると信じられていたが，あまりに高価なので実際には金を料理に使うことは難しかった。そこで，見かけだけでも黄金色にした米を食することで健康になれると信じ，サフランなどを使って色付けをするようになったというのが有力な説である。

　そんな貴重な金を含んだ医薬品がある。金チオリンゴ酸ナトリウムとオーラノフィンである。どちらも関節リウマチの治療に用いられ，まとめて金製剤と呼ばれる。

　金製剤が開発されるきっかけを作ったのは，かの有名なドイツの細菌学者ロベルト・コッホ（Heinrich Hermann Robert Koch）である。炭疽菌，結核菌，コレラ菌の発見者であり，細菌培養法の基礎を確立したことでも知られる。

　1890年にコッホは，結核菌に猛毒のシアン化金を与えると増殖が抑えられたと発表した。極端に言えばどんな化合物でも，培養実験でものすごく大量に与えれば，細菌を死滅させることができる。それだけでその化合

物が抗菌薬として使えるというわけではない。コッホが報告した内容はそれに近いもので，今なら到底受け入れられるものではないと思われるが，細菌学の権威であるコッホ博士の報告ということもあって過大評価され，その後結核の治療に金製剤が用いられるようになった。

しかし，やはり臨床的にはほとんど効果はなかったようで，金製剤はそのうち抗結核薬として用いられなくなった。

金を語源として生まれたオーラノフィン

その一方で，1920年代くらいまでは，関節リウマチが結核の一症状であると考えられていたため，関節リウマチを併発した結核患者に用いられた金製剤がリウマチ症状を抑制することがあると認められるようになってきた。

1927年にドイツのK・ランデ（K. Lande）が，結核にはかかっていない関節リウマチ患者に金チオリンゴ酸を用いたところ有効であったと報告し，これをきっかけに金チオリンゴ酸が筋注で関節リウマチ治療に用いられるようになった。さらに，経口投与可能な金製剤として開発されたのが，オーラノフィンである。

金は，英語ではgoldだが，ラテン語ではaurumと言い，元素記号Auはこれに由来している。オーラノフィンは，β-D-グルコピラノースの1つの水酸基が硫黄に置換され，そこに金と，3つのエチル基で置換されたリン化水素（phosphine）が結合した化合物なので，aurum ＋ pyranose ＋

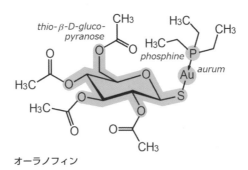

オーラノフィン

phosphine から auranofin と名付けられた (ph を f に綴り替え)。

　ちなみに，「aurum」には「光り輝くもの」という意味があり，人が周囲に漂わせる輝かしい雰囲気の「オーラ (aura)」や，北極や南極の近辺で見られる大気の発光現象の「オーロラ (aurora)」の語源ともなっている。

　光輝く金からできた薬はさぞかし高価だろうと思いきや，実はそうでもない。2022年時点で日本で市販されている金チオリンゴ酸ナトリウム注射液の薬価は25mg1mL1管で367.0円，オーラノフィン錠は3mg1錠で28.90円である。

9 電極から生まれた薬

金と並ぶ貴金属の「白金（プラチナ）」を含む医薬品がある。各種悪性腫瘍に比較的広く効果を示すことから，がん化学療法に欠かせない薬の1つとなっているシスプラチンである。シスプラチンは，1844年にイタリアの化学者ミケーレ・ペイローネ（Michele Peyrone）が初めて合成した白金錯体で，通称「ペイロン塩（Peyrone's salt）」と呼ばれた。ただし，当時はあくまで錯体の研究材料の1つに過ぎなかった。生物学的活性があることが判明したのは，120年後のことであった。

🎩 プラチナを語源とする薬「シスプラチン」

細かい砂鉄を紙の上にのせ，下から棒磁石をあてて軽くトントンと叩くと，砂鉄が独特な模様に配列して，磁力線をイメージできる。こんな理科実験を小学校の時にやった思い出はみなさんにもあるだろう。

1960年代半ば，米国ミシガン州立大学の生物物理学者バーネット・ローゼンバーグ（Barnett Rosenberg）は，有糸分裂している細胞の顕微鏡画像を見て，砂鉄が描く磁力線によく似ていると思った。それは単なる直感に過ぎなかったが，ローゼンバーグは，細胞分裂が電場によって影響を受けるのではないかと考え，それを検証する実験を行うことにした。

電場を作るために電流を流す導体としての電極には，白金が選ばれた。白金は，化学的に安定で，電極表面や周辺で起こる化学的変化に侵されにくいため，よく利用される素材であった。ローゼンバーグが大腸菌を含む培養液中に白金電極を入れ，実際に電流を流したところ，大腸菌は細胞分裂を停止するとともに，フィラメント状に変形して，通常の長さの300倍まで成長し続けた。電源を切ると，大腸菌は再び細胞分裂し始めた。まるで電場が細胞分裂を制御しているように思えた。

ローゼンバーグは同僚と一緒に研究チームを組み，電場が細胞増殖に影

響を与えるメカニズムを解明しよう
と，およそ2年を費やして実験を繰り
返した。最後にこの現象が，電場の影響
によるものではないことに気づいた。
なぜなら，ある時，電流を流さず，た
だ白金電極を大腸菌の培養液に浸して
おくだけで増殖が抑制されたからだ。
その原因を探ったところ，電極に用い
ていた白金と緩衝液の反応で生じた白

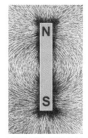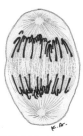

砂鉄が描く磁力線と細胞分裂の顕微鏡画像は似ていると思った研究者の直感が，新薬の創成につながった

金錯体が影響していることが判明した。具体的には，白金のまわりに2個のアンミンと2個の塩素物イオンがシス配置をとるように配位した錯体であり，「ペイロン塩」と同一物質であった。後に，化学名の*cis-diamminedichloroplatinum* (II) を短縮して，一般名cisplatinと名付けられた。

　ローゼンバーグらは，シスプラチンが腫瘍細胞の増殖も抑制できるかもしれないと考え，肉腫マウスモデルでテストしたところ，抗腫瘍効果が認められた。この発見を受けて，1972年には米国国立がん研究所が主導する臨床試験が開始されたものの，強い腎毒性のため中止された。しかしその後，大量の水分負荷と利尿薬の併用で腎毒性の軽減が可能となり，1978年に米国やカナダで抗悪性腫瘍薬として承認された。

　その後，シスプラチンの毒性軽減のため様々な工夫が試みられるとともに，新規誘導体の合成が世界中で精力的に行われた。そして，ジカルボン酸 (dicarboxylate) が配位したカルボプラチン (carboplatin)，グリコール酸 (エチレングリコール＝ethylene glycolを含む) と2つのアンミン (diammine) が配位したネダプラチン (nedaplatin)，オキサラト配位子 (oxalato) を含むオキサリプラチン (oxaliplatin)，脱離基として2つのミリスチン酸 (myristate) が配位したミリプラチン (miriplatin) などが誕生した。

　医薬におけるプラチナの輝きは，金を上回っている。

10 銀にまつわる薬名

　前のコラムで金や白金を含む医薬品を紹介した。読者のみなさんが抱く次なる興味はおそらく，「じゃあ銀は？」だろう。

　銀は，元素番号 47 の金属で，その英名 silver は，アングロサクソン語で銀を意味する sioltur に由来する。元素記号の Ag は，ラテン語で「明るい，輝く」を意味する argentum に由来する。その名の通り，光の反射率がとても大きいのが特徴だ。

　そこで今回は，銀にまつわる薬として，アルガトロバンとセレギリンを取り上げたい。ただし，どちらも分子中に銀を含むわけでもなく，薬効を発揮する上で銀と相互作用をするわけでもない。

アルギニンを語源とする薬

　古代において銀が利用され始めたころは，自然界から銀が見つかることは稀だったため，金よりも銀の方が高価と考えられていた。特に古代エジプトでは，わざわざ金に銀メッキを施した宝飾品もあったという。ちなみに，南米のアルゼンチン共和国 (República Argentina) の名前は，16 世紀初頭にこの地を訪れたスペイン人の一行が銀の飾りを身に着けた現地人と出会い，川の上流に銀の産地があることを知ったことから，銀 (argentum) にちなんで国名が決められたそうだ。

　アルガトロバンは，1978 年に三菱化学と神戸大学の共同研究により合成された世界初の選択的抗トロンビン薬である。トロンビンによるフィブリン生成，血小板凝集ならびに血管収縮を抑制することから，抗血栓薬として用いられる。アミノ酸のアルギニン (arginine) の構造を含む，選択的トロンビン阻害薬 (thrombin antagonist) なので，argatroban と名付けられた (発音しやすいように a を入れた)。

　銀にまつわる薬名としてアルガトロバンを取り上げた理由は，実はアル

ガトロバンに含まれるアルギニンの語源が，銀に由来しているからだ。

アルギニンは，1886年にスイス人化学者のエルンスト・シュルツ（Ernst Schulze）により，白化させたルピナス（豆）の芽から単離された。その硝酸塩が銀（argentum）のように白く光っ

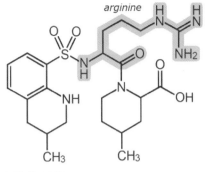

アルガトロバン

ていたことからarginineと名付けられたそうだ。

この意味では，インスリン グラルギンやリラグルチドも銀にまつわる薬名と言っていいだろう。インスリン グラルギンは，ヒトインスリンのA鎖21位のアスパラギンをグリシン（glycine）に置換し，B鎖C末端に2個のアルギニン（arginine）残基を付加したインスリンアナログなので，insulin glargineと名付けられた。

リラグルチドは，血糖コントロールに重要な役割を果たすインクレチンの一種GLP-1の7〜37番目のアミノ酸から成る部分ペプチドの34位のリジン残基（lysine）がアルギニン（arginine）に置換されたアナログなので，liraglutideと名付けられた（lyar-をlira-と綴り替え）。

セレギリンは，パーキンソン病治療薬として用いられる選択的（selective）モノアミン酸化酵素B（MAO$_B$）阻害薬で，プロパルギルアミン（propargylamine）の構造を含むことから，selegilineと名付けられた（yをiに綴り替え）。銀にまつわる薬名として取り上げたのは，分子中に含まれるプロパルギル基が銀と関係あるからだ。

プロパルギル基は，化学式がHC≡C−CH$_2$−と表される2-プロピニル基の慣用名で，炭素間三重結合が銀塩と化学反応することにちなんで，propyl＋argentum＋-yl（水素原子を1個除いたときに生成する炭化水素基の接尾辞）よりpropargylと名付けられたものである。

銀は，見えないところで，しっかりと輝いている。

chapter
2

11 ダイヤモンドのかけら

　美しさと耐久性および希少価値を兼ね備え，装飾用や財産としても高く評価される鉱物を，一般に「宝石」という。そのナンバーワンは，ダイヤモンドであろう。

　ダイヤモンドは，炭素の同素体の１つであり，４個の不対電子をもつ炭素原子が正四面体（正三角錐）を単位として際限なく共有結合でつながって，立体的な網目構造を形成した結晶（共有結晶）である。天然で最も硬い物質としても知られ，金剛石という和名ももつ。

ダイヤモンドのかけらから生まれた薬

　そんなダイヤモンドの一部を使って作られた医薬品が，現在日本では５つ販売されている。

　1933年に，チェコスロバキア（当時）の化学者S・ランダ（S. Landa）とV・マカチェック（V. Macháček）が分別蒸留によって原油から単離した炭化水素は，10個の炭素がダイヤモンドと同じ骨格構造でつながった物質だった。ダイヤモンドの語源であるギリシャ語の $\alpha\delta\acute{\alpha}\mu\alpha\varsigma$（adàmas，「征服しえない，屈しない」という意味）にちなんで，アダマンタン（adamantane）と名付けられた。

　「ダイヤモンドのかけら」とみなせるアダマンタンの美しい構造や物性は，化学者たちの興味をそそり，多くの誘導体が合成された。そんな中，医薬品となった最初のアダマンタン誘導体がアマンタジンである。

　アマンタジンは，1959年に米国デュポン社で合成され，A型インフルエンザウイルスの増殖を抑制する薬として開発された。アダマンタン（adamantane）の構造を含むアミン（amine）なので，[d] amanta-ineからamanta-[d]-ineと名付けられた（dの位置をずらした）。

　その後，1968年に米国のロバート・S・シュワブ（Robert S. Schwab）

とアルバート・C・イングラン
ド Jr.（Albert C. England Jr）
が，中等度のパーキンソン病患
者にインフルエンザ予防のため
にアマンタジンを投与したとこ
ろ，パーキンソン症状が改善さ

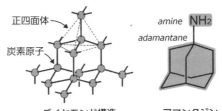

正四面体
炭素原子
ダイヤモンド構造

amine NH₂
adamantane
アマンタジン

れることを見出した。同じことが他の多数の患者でも確認されたことから，
アマンタジンはパーキンソン病治療薬としても用いられるようになった。

　もう1つ有名なアダマンタン誘導体の医薬品は，メマンチンである。

　メマンチンは，1960年代に米国イーライリリー社で初めて合成された。
2つのメチル基（methyl）がついたアダマンタン（adamantane）を含む
アミン（amine）なので，memantineと名付けられた。当初は，糖尿病
治療薬候補として検討されたが，血糖低下効果は認められなかった。その
後，中枢作用があることが分かり，ドイツのメルツ社によって認知症治療
薬としての開発が進められ，1989年にドイツで初めて認知症治療薬とし
て発売された。

　残り3つのアダマンタン誘導体を知る人は，相当な薬化学通だろう。

　尋常性痤瘡治療薬のアダパレンは，1980年代にガルデルマ社によって
フランスで合成され，アダマンタン（adamantane）とナフタレン
（naphthalene）の構造を含むので，adapaleneと名付けられた。

　糖尿病治療薬のビルダグリプチンは，1998年にスイスのノバルティス
社で合成され，DPP-4の基質を模倣した初期のDPP-4阻害薬のイソロイ
シン側鎖部分を変えて，アダマンタン構造を導入したDPP-4阻害薬なの
で，variation + isoleucine + adamantane + gli（血糖降下薬のステ
ム）+ dipeptidyl peptidase inhibitor からvildagliptinと名付けられ
た。ビルダグリプチンに類似したDPP-4阻害薬として開発されたサキサ
グリプチンにも，アダマンタン構造が引き継がれている。

　某社のキャッチコピーのように，医薬の世界でも，「ダイヤモンドのか
けら」はこれからも永遠に輝き続けていくのだろうか。

12 | G に効く薬

　我が家では，ヤツのことを「G」と呼んでいる。夏の夜の台所に突如，黒光りする姿を現し，捕まえようとするとカサカサっと素早く走って流し台の隙間などに逃げ込んでしまうアイツである。私以外は G が大嫌いなので，退治役は私と決まっている。

　G の駆除剤として古くから利用されてきたのが，ホウ酸団子。ホウ酸は，ホウ素のオキソ酸で，眼の洗浄や化粧品の防腐剤としても利用されており，腎臓の働きで排出できる私たち哺乳類にとっては，過剰に摂取しない限り問題はない。しかし，体外に排出できない昆虫が餌と一緒にホウ酸を摂取すると，1 ～ 2 週間かけてじわじわと細胞代謝機能が障害され，最終的に脱水症状を起こして死に至ると考えられている。

「ホウ砂」はもろくて白い

　主にホウ酸塩から成る鉱石のホウ砂は，古くチベットの干湖で最初に発見され，様々な用途で使われてきた。たとえば，金属塩をよく溶かすことから，陶磁器などを製作する際に表面にかける釉薬の溶剤として利用された。最近では，「スライム」を作る材料としても知られているので，お子様と一緒に使ったことがあるという読者もいらっしゃることだろう。

　ホウ砂は，漢字で「硼砂」と書く。「硼」は「もろい」を意味する。ホウ砂の結晶は硬いが，乾燥すると簡単に崩れて粉末になる様子を表している。「硼」（漢音：ホウ）は常用漢字ではないため，日本では「ホウ砂」とカタカナで表記するのが一般的だ。英語やフランス語では，「白い」を意味するアラビア語の Burag (boraq) を語源として，ホウ砂を borax と呼んでいる。

　1808 年に，フランスの化学者ジョセフ・ルイ・ゲイ＝リュサック（Joseph Louis Gay-Lussac）とルイ・ジャック・テナール（Loius Jaques Thénard），

英国の化学者ハンフリー・デイビー (Humphry Davy) がほぼ同時期に，ホウ酸から単体のホウ素を分離することにそれぞれ成功した。これを新しい元素 (原子番号5の半金属) として認め，命名するにあたりホウ砂のborax をベースにしながらも，フランスチームはbore，英国のデイビーは boracium と呼ぶことを提案したものの，まとまらなかった。最終的には折衷案として，この元素の周期表上の位置が炭素 (carbon) に近いことから，英語でboronと正式に命名された。日本語では，ホウ砂に含まれる元素なので，単純にホウ素と命名された。

ホウ素に由来して名付けられた「ボルテゾミブ」

こんなホウ素を含む，唯一の医薬品がボルテゾミブである。

ボルテゾミブは，1990年代半ばに米国のプロスクリプト社のジュリアン・アダムス (Julian Adams) らによって合成された。ホウ素原子 (boron) を含むプロテアソーム阻害薬 (proteasome inhibitor) なので，bortezomib と名付けられた (sをzに綴り替え)。

当初は，後天性免疫不全症候群 (エイズ) に伴う筋力の低下を補う薬として開発されていたが，同時期にユビキチン化されたタンパク質を選択的に分解する巨大な酵素複合体であるプロテアソームが発見された。ボルテゾミブのホウ素原子はプロテアソームに結合・阻害して抗腫瘍作用を示す可能性が考えられたため，抗癌薬として開発するよう方向転換された。

生理的には，プロテアソームは不要なあるいは傷害されたタンパク質を処理する役割を果たすが，腫瘍細胞のアポトーシスを促進する因子もプロテアソームの標的となっている。特に骨髄腫細胞ではプロテアソームが細胞の不死化に関与していることから，プロテアソームを阻害することで腫瘍細胞のプログラム死を誘導できると期待された。

ボルテゾミブ

実際に，それまで治療薬がなかった多発性骨髄腫に対してボルテゾミブが有効であることが確認された。その後，米国のミレニアム・ファーマシューティカルズ社が引き継いで臨床開発を進め，多発性骨髄腫の治療薬として実用化した。

　ホウ酸が，ヤツだけではなく，私たちの体の中にある悪い「G（ガン）」の退治にも役立つとは面白い。

13 | 効能が分かる薬の名前

　ある会合でお会いした医師がこう言った。「薬は効けばいいんだ。化学構造なんてどうでもいい。」

　化学構造は薬の顔であり，それを見ずして「知っている」とは言えないと思っていた薬学者の私としては少々ショックな言葉だったが，臨床の立場にとってはその通りなのかもしれない。薬は病気の治療や予防に用いられるものだから，「効果・効能」が重視されるのは当然だろう。だとしたら，それぞれの「効果・効能」が名前を見ただけで分かれば，すごく便利に違いない。

名前から分かる効果効能

　残念ながら，「インフルエンザチリョウヤク」のようなストレートな名前の薬はないが，適応となる病名などを反映して命名された薬はけっこうある。

amino-propane-ol-ol

アテノロール

　1968年に英国ICI社で合成されたアドレナリンβ受容体遮断薬のアテノロール (atenolol) は，狭心症 (angina pectoris) や高血圧症 (hypertension) に用いられることに由来して命名された。ちなみに，語尾の「-ol-ol」は，β受容体遮断薬のステムで，アミノプロパンジオール構造を反映している。

　1980年ごろに小野薬品工業が合成したアルドース還元酵素阻害薬のエパルレスタット (epalrestat) は，糖尿病性神経障害 (diabetic neuropathy) に用いられることに由来して命名された。ちなみに，語尾の「-stat」は，酵素阻害薬に共通したステムである。

　同じく1980年ごろに大正製薬により見出されたクラリスロマイシン

(clarithromycin) は，マクロライド系抗生物質エリスロマイシンの誘導体で，クラミジア感染症 (chlamydia) の治療に用いられることに由来して命名された。

　近年増えてきた抗体医薬品は，高分子量のタンパク質であるから，化学構造に基づいて命名されたものは少ない。その代わり，対象疾患が名前に反映されたものが多くある。

　たとえば，トラスツズマブ (trastuzumab) は転移性乳癌 (metastatic breast cancer)，セツキシマブ (cetuximab) は結腸・直腸癌 (colorectal cancer)，ラムシルマブ (ramucirumab) は胃腺癌 (gastric adenocarcinoma)，エロツズマブ (elotuzumab) は多発性骨髄腫 (multiple myeloma) と，それぞれが対象とする適応が薬名に込められている。語尾の -mab は，モノクローナル抗体 (monoclonal antibody) を表すステムである。

🫙 時代とともに変わる効果効能

　効果・効能を反映した命名が便利なら，すべての医薬品がそうであればよいのにと思われた方もいるだろう。しかし，必ずしもそうなっていないのには理由がある。

　たとえば，リツキシマブ (rituximab) は，米国 IDEC ファーマシューティカルズ社が創製したキメラ型モノクローナル抗体で，B 細胞表面に発現する CD20 に特異的に結合することから，関節リウマチ (rheumatoid arthritis) への応用を目論んで rhe の綴りを替えた ri が頭につけられたのだが，実際には日本では抗悪性腫瘍薬として用いられ，関節リウマチ治療薬としては承認されてない。

　一般名は，その薬の本質を表す普遍性と固有性を有する名称であるべきだが，効果・効能は時代とともに変わる可能性がある。リツキシマブのように開発当初の狙い通りに臨床適用されるとは限らず，時代が変わって「名が体を表していない」となっては困るので，効果・効能は一般名に入れづらいのだ。

英語表記にある意味

日本で使われる薬の和名は，ほとんどがカタカナ表記ですが，その元は英名であることは言うまでもありません。しかし，英語の発音をカタカナで表現するには限界があるため，「カタカナ英語」特有の問題が生じることがあり，注意が必要です。また，化学名の命名に利用される英語の接頭辞や接尾辞は，薬の一般名をつけるときにも大いに役立ちます。その意味を知っておくだけで，初めて聞いた名前でも特徴がある程度つかめるようになります。

第3章では，そうした薬名にみられるカタカナ英語の問題点や，英語の接頭辞や接尾辞を薬の命名に利用するメリットなどをまとめました。

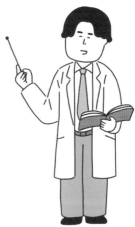

1 カタカナ英語の厄介

　日本では外来語をカタカナ表記することが慣例になっている。そのため，薬の名前もカタカナで表記されているが，英語と日本語では発音に違いがあるため，無理矢理カタカナに置き換えようとすると様々な問題が起こる。

　たとえば，2（two）を「ツー」，リンゴの apple を「アップル」と書き表すが，カタカナをそのまま読んでも，英語のネイティブには通じない。乗り物の bus とお風呂の bath は，どちらもカタカナだと「バス」になってしまい，区別がつかない。

　薬の名前に関しても，カタカナだけでとらえると大きな誤解を生むことがあるので，注意が必要である。

アスピリンとアンチピリン

　「アスピリンはピリンとついているのでピリン系の薬と思われがちですが，実はピリン系ではないので安心してください」。薬の専門家らしいコメントとして，このような説明をしたことのある薬剤師は少なくないと思う。私自身もだいぶ前に訪れた薬局で，似たような説明を受けたことがある。黙って聞いていたが，心の中で「本当はそういうことじゃないんだよな」と呟いていた。

　1960年代，解熱鎮痛成分としてアミノピリン，スルピリンが配合されたかぜ薬の使用による重篤な副作用（ショック）のため計38名が死亡した「アンプル入り風邪薬事件」をきっかけに，ピリン系解熱薬を含む製品には「ピリン系」と表示されることとなり，薬物アレルギーのある方にとってはピリン系かそうでないかは有益な情報となった。

　ピリン系解熱薬の第1号であるアンチピリンは，1883年にドイツ・エアランゲン大学の化学者ルートヴィヒ・クノール（Ludwig Knorr）によっ

て合成された。当時数少ない解熱薬であったキニーネの代わりになる化合物の合成研究を進めていたところ，予期せず見出され，ドイツ・ヘキスト社のウィルヘルム・フィレーネ (Wilhelm Filehne) によって強い解熱作用を示すことが確認された。

　命名にあたっては，会社名にちなんだ「ヘキスチン (Höchstin)」，合成者にちなんだ「クノーリン (Knorrin)」など，いろいろな候補をフィレーネが提案したが，クノールは「アンチピリン (antipyrine)」という名前を強く希望したと伝えられている。

　もともとpyroには，ドイツ語や英語で「火の，熱の」という意味があり，発熱物質のことをpyrogenといい，解熱薬はantipyreticという。つまり，クノールは「これこそ"ザ・解熱薬"だ！」という思いで，その名前をつけたに違いない。

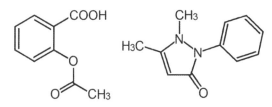

アスピリン (左) とアンチピリン (右)

🐶 カタカナ表記の限界

　さて，ここで登場した英語のpyrogenやantipyreticをみなさんはどう読むだろうか。「ピロゲン」「アンチピレティク」と読んだ方もいるかもしれないが，英語では「パイラヂァン」「アンティパイレティク」（そもそもカタカナ表記にも無理があるが…）と読むのが正しい。

　つまり，antipyrineは「アンチピリン」ではなく，「アンティパイァリン」と読むべきで，「ピリン系」ではなく「パイァリン系」なのである。一方，aspirinの発音は，「アスピリン」というよりどちらかと言うと「アスプリン」に近い。両者ともに発音は「ピリン」ではなく，英語ネイティブの方にとって「aspirinはpyrine系と間違えられやすい」という話そのもの

が意味不能なのである。

　日本で一般名を定める時に，せめて「アンチパイリン」くらいに決めておいてくれれば，アスピリンと似ているなどと誰も思わなかったはず。「アンチピリン」というコテコテの和名にしてしまったのが失敗の元というわけだ。

　日本だからカタカナ英語で通せばいいという実際的な割り切りも"アリ"だとは思うが，真の専門家なら「アスピリンはピリンとついているがピリン系ではない」という説明はやめたほうがいいと思う。

　添付文書にはカタカナだけでなく英字表記の薬名も記載されている。カタカナ表記の限界を意識しながらたまには英字綴りも見ておくのがいいだろう。

2　鶏が先か，卵が先か

前のコラムで取り上げた，ピリン系解熱薬の第1号「アンチピリン」を発見したドイツの化学者ルートヴィヒ・クノールは，彼の指導者であったヘルマン・E・フィッシャー（Hermann Emil Louis Fischer）がエアランゲン大学の教授になったときに，フィッシャーから頼まれて一緒にエアランゲン大学に異動した。クノールは1882年に博士号を取得し，その翌年にアンチピリンの合成に成功したが，それは，実に偶然の出来事だった。

今回は，その経緯をもう少し詳しくお話ししよう

 ## 解熱薬の意味をもつアンチピリン

クノールは，当初キニーネの代替となる解熱薬を求めて，キニーネと類似のキノリン核をもった化合物の合成研究を行っていたが，フェニルヒドラジンとアセト酢酸エチルからオキシメチルキニジンを合成しようとしたところ，予想に反してピラゾロン核をもったジメチルフェニルピラゾロンを得た。これを「失敗」とみなしていたら，ストーリーはここで終わりだった。

クノールらは，もともと解熱薬を探し求めていたので，この化合物についても薬理活性を調べておこうと思い，ヘキスト社のウィルヘルム・フィレーネに頼んで薬理実験を行った結果，強い解熱作用を示すことを確認した。この化合物が解熱薬として発売された際につけられた販売名こそがアンチピリンである。ドイツ語や英語でpyro-には「火の，熱の」という意味があり，まさに「解熱薬」という意味でantipyrineと名付けられたのだ。

 ## 化学が先か，薬が先か

経緯を分かりやすく伝えるために，上記では「ジメチルフェニルピラゾロンをアンチピリンと名付けた」と説明したものの，これは厳密には正し

くない。アンチピリンに相当する化合物をクノールが得たとき，まだ「ピラゾロン」という骨格の名前はなかったからだ。実際には，クノールは，解熱作用をもつ新規化合物をアンチピリンと名付けた後で，その特徴的な化学構造の一部を「ピラゾロン」と呼ぶことを提案したのである。

　もともとフランス語では窒素（N_2）のことをazoteと呼んでいた。そして，このazoteから派生して，-N＝N-のような構造をもつ物質をアゾ化合物と呼ぶようになった。さらに，窒素を含んだ複素5員環をもつ化合物は自然界にたくさんあり，それらは，azole（アゾール）と呼ばれるようになった。

　クノールが合成した化合物は，アゾールの一種ではあるが，熱（pyr-）に関係した薬理活性があり，5員環にカルボニル基（C＝O，化学命名法では語尾に"-one"をつけるルール）がついていた。クノールは，その後アンチピリンに類似した化合物を合成して，さらに多くの解熱薬を探索することを考えていたのだろうか，解熱作用をもたらすのに重要と思われた基本骨格に特別な名前をつけて呼ぼうと考え，pyr-azol-one（ピラゾロン）という骨格名を考案した。そして，実際にアンチピリンに次いで合成された類似の解熱薬（アミノピリン，スルピリン，イソプロピルアンチピリンなど）は，ピラゾロン誘導体またはピリン系と総称されることになったというわけだ。

　化学が薬を生み出し，薬が化学を変える。化学と薬は，鶏と卵のような関係なのかもしれない。

pyrazolone

イソプロピルアンチピリン

　最後に，「pyro-」関連で，もう1つだけトリビアを書いておこう。

　「クロカワゴケ」という水苔がある。学名は*Fontinalis antipyretica*である。北欧では，丸太小屋をつくるときに，丸太の隙間を埋めるため，流水中に生えるクロカワゴケを詰め物として使っていた。このコケを使うと火災よけになるという言い伝えがあったことから，学名に*antipyretica*（「火をよける」という意味）がつけられたそうだ。

3 みたいなもの

英語の接尾辞 -oid は，「形状」を意味するギリシャ語の eidos を語源とし，「〜のような」「〜に見える」「〜形の」という意味で色々な名詞と組み合わせて用いられる。

たとえば，andro（ギリシャ語で「人間」）と組み合わせた android は，「人間みたいなもの」「人間の形のもの」である。ニトロセルロース（硝化綿）と樟脳から作られた合成樹脂は，cellulose ＋ -oid から celluloid（セルロイド）と名付けられた。

似たもの＝ oid がつく名前

アルツハイマー病などの神経変性疾患の原因となるアミロイドは，その実体が不明だったころ，ヨウ素溶液に対してデンプンと似た反応を示すことから，デンプン（ラテン語でamylum）に似たもの（-oid）という意味で，amyloidと名付けられた。今ではアミロイドは，特定の立体構造をとる繊維状タンパク質であることが分かっている。

薬理学で，薬の濃度反応関係をグラフに表したときのS字状曲線は，ギリシャ文字シグマ（σ）の語末形（ς）に似た形であることから，sigma ＋ -oidでsigmoid curve（シグモイド曲線）と呼ばれる。

そして，薬の起源となった天然物の中にはアルカロイドと総称される化合物群がある。大雑把に言えば，窒素を含む環状化合物で，アンモニアのような弱アルカリの性質を示すと考えられ，alkali ＋ oidからalkaloidと名付けられた。命名者はドイツ人化学者のC・F・W・マイスナー（Carl Friedrich Wilhelm Meißner）で，初めはドイツ語で「alkaloide」と綴っていた。

ちなみに，「アルカリ」は，かつてアルカリ成分を抽出していた「植物の灰」を意味するアラビア語の「al qualja」に由来する。ただし，「アルカロ

イド」の中には，中性や弱酸性を示すものもあるので，必ずしも性質を正確に反映した呼び名ではない。

アルカロイドの発展

　実際に単離・同定されたアルカロイドの化合物は，1804年にドイツの薬剤師フリードリヒ・ゼルチュルナーがアヘンから見出した「モルヒネ」がおそらく最初であろう。その後，カフェイン（1819年），キニーネ（1820年），アトロピン（1833年），コカイン（1855年），エフェドリン（1885年）など，誰もが知る薬効成分が主に植物から次々と発見され，医薬品の発展に貢献してきた。

　これら植物アルカロイドが有する特徴的な含窒素複素環のうち，私が学生の時に学んで，面白い形だなと思ったのが，トロパン骨格である。6員環のピペリジンにN-メチル基と炭素原子2個からなる架橋がついた環状アミンで，骨格構造式で示すと，椅子や帆掛け船のように見える。

　トロパン（tropane）という名は，ナス科の植物ベラドンナ（学名：*Atropa belladonna*）の根から発見されたアルカロイドのアトロピン（atropine）に含まれていた部分構造であることに由来してつけられた。ベラドンナは毒草で，誤って摂取すると死ぬこともあることから，ギリシャ神話に登場する運命の三女神の1人「アトロポス」（運命の糸を切るのが役割）にちなんで，属名*Atropa*がつけられた。よって，「トロパン」には，「運命を断ち切る薬」という意味が含まれており，強い毒性や致死性を反映した命名と言える。

　名前からはうかがえないが，コカインもトロパンを含むアルカロイドの1つである。コカインは，コカ葉から見出され，局所麻酔作用を示すが，全身投与で強い薬物依存を生じることから，現在では「麻薬及び向精神薬取締法」における「麻薬」として規制されている。

アトロピン（上）とコカイン（下）

4 「アナ」と「アロ」

　薬は化学物質であり，その化学構造が標的分子の形状や電気的性質など
に適合した時に作用を発揮する。医薬品開発においては，標的分子に結合
する生体内物質や，偶発的あるいは意図的に見出されたリード化合物の化
学構造を少しずつ変えた誘導体の中から，より有効性および安全性の高い
ものが選び出される。よって，一群の医薬品は，「似ている」「異なる」と
比較されることが多く，それが名前に反映されたものもある。

chapter
3

 ## アナログ＝似ている

　「似ている」「類似した」を意味する英語「analogous」は，ギリシャ語で
「比例」「比率」を意味する$\alpha\nu\alpha\lambda o\gamma i\alpha$ (analogia) に由来する。リード化
合物を少し変えた誘導体は，類似化合物という意味で「アナログ」と呼ば
れる。

　アナグリプチンは，膵臓からのインスリン分泌を調節する消化管ホルモ
ン（インクレチン）の分解を担うジペプチ
ジルペプチダーゼ(DPP)-4を阻害する
糖尿病治療薬で，三和化学研究所によっ
て合成された。第2章の11「ダイヤモン
ドのかけら」で解説したDPP-4阻害薬の
ビルダグリプチンと同じシアノピロリジ
ンを含むpeptidomimetic（基質ペプチ
ド模倣型）阻害薬で，同類のシタグリプ
チンと同じ含窒素[6-5]縮合環も併せ
もっていることから，analogous（類似
の）＋ -gliptin（DPP-4阻害薬のステム）
から，anagliptinと名付けられた。

アナグリプチン（上）とアログリプチン
（下）

89

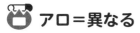 **アロ＝異なる**

　一方，「異なる」を意味する英語の接頭辞には「allo-」がある。酵素タンパク質の活性部位以外の場所に低分子の物質が結合すると，酵素の立体構造が変化し，酵素活性が変化する現象をアロステリック効果という。ギリシャ語で「別の」を意味するallosと「形」を意味するstereosを組み合わせて，「別のところに作用して」という意味でallostericという用語が作られた。

　このallo-がついた薬に，アロプリノールとアログリプチンがある。

　アロプリノールは，尿酸の生成に関わるキサンチン酸化酵素を阻害する高尿酸血症治療薬である。米国ニューメキシコ・ハイランズ大学のローランド・K・ロビンス (Roland K. Robins) と，スイス・チバ社のP・シュミット (P. Schmidt) とJ・デュルイ (J. Druey) が，1956年の同時期に，独立してそれぞれ合成した。DNAを構成するプリン塩基に類似しながらも異なる環状構造と水酸基 (接尾辞：-ol) を含む化合物なので，allo- + purine + -olからallopurinolと名付けられた。

　当時は，英国バローズ・ウェルカム社のジョージ・ヒッティングス (George Herbert Hitchings) とガートルード・エリオン (Gertrude Belle Elion) が，DNAを構成するプリンやピリミジンの類縁化合物を用いてがん細胞の増殖を抑制する研究を行っていたことから，アロプリノールは白血病の治療に役立つかどうか検討されていた。

　しかし，すでに白血病治療薬として用いられていたメルカプトプリンの代謝を抑制することは判明したものの，臨床試験では急性リンパ性白血病に対するメルカプトプリンの治療効果を高めることはなかった。その代わり，プリン塩基の代謝産物である尿酸が体内に蓄積することによって起こる痛風への効果が検討されることとなり，後にその有効性が見出されたのである。

　アログリプチンはDPP-4を阻害する糖尿病治療薬で，米国の武田サンディエゴ社で合成された。前述のビルダグリプチン，シタグリプチン，アナグリプチンなどとはまったく異なる骨格の非ペプチド性の阻害薬なので，allo- + gliptinからalogliptin (わざと"l"を1つ減らした) と名付けられた。

5 取り除かれた官能基

薬の効果は，化学構造に左右される。よって，親化合物の一部の化学構造を変えることによって，有効性と安全性の向上が図られることが多く，薬名にもそうした改良の跡がうかがい知れるものが少なからずある。

とりわけ親化合物から何らかの原子や官能基が除かれてできた誘導化合物の名前には，2つの接頭辞「デス（des-）」と「ノル（nor-）」のいずれかが付されることが多いのだが，実は両者には微妙な違いがある。「細かすぎる」というお叱りを受ける覚悟で，今回と次回にわたって，その意味の違いを解説したい。

des を含んだ薬名

まず「デス（des-）」がついた薬名の例から紹介する。

米国のエアー・リダクション・カンパニー（Airco）社は，1960年代から，全身吸入麻酔薬として使えるハロゲン化エーテルの研究を行い，エンフルランとイソフルランの開発に成功したが，同類化合物をさらに改良してデスフルランを見出した。デスフルランは，イソフルランの塩素原子（chloro）がフッ素に置き換えられた化合物なので，des-chloro-isoflurane を短縮して desflurane と名付けられた。

抗ヒスタミン薬のデスロラタジンは，先に開発されていたロラタジンの主要活性代謝物として見出され，1980年代後半に米国シェリング・プラウ社で合成された。ロラタジンからカルボン酸エチルがなくなった化合物なので，単純にdes- を付して desloratadine と名付けられた。

デスロラタジン

強心配糖体の１つデスラノシドは，ジギタリスに含まれるラナトシドＣ（糖に１つのアセチル基が結合している）を脱アセチル化した合成誘導体なので，des-lanatoside を短縮して deslanoside と名付けられた。

　尿崩症治療薬のデスモプレシンは，アルギニンバソプレシンの１位のシステイン残基を脱アミノ化した誘導体なので，des-amino-vasopressin を短縮して desmopressin と名付けられた。

　合成黄体ホルモン薬のデソゲストレルは，ノルゲストレルの３位の酸素がなくなった誘導体であるので，des-oxy-norgestrel を短縮して desogestrel と名付けられた。

　des- は頭につくとは限らない。ステロイド性抗炎症薬のブデソニドは，先に開発されていたトリアムシノロンアセトニドに含まれる９位ハロゲン（フッ素）原子を除き，アセトニドのジメチル部分を水素とブチル基に変えた化合物に相当するので，butyl + des-halogen + -ide（「～化物」を意味する接尾辞）から budesonide と名付けられた。

des の正しい理解

　このように薬名に付される des- は，一般の英単語に使用される接頭辞の de- と同等とみなせる。一般の英単語で des- が付されるのは，その付加先の単語が母音で始まる，ごく限られた場合なのに対して，医薬品名ではそれに限らず des- が用いられることが圧倒的に多い。

　その理由は不明だが，ラテン語やフランス語の影響，または一般の英語とは一線を画すという狙いがあるのかもしれない。また，一般の英単語の場合，接頭辞 de- を動詞に付すと，「逆の動作」を意味する語になる。たとえば，「組み立てる」を意味する construct に de- を付した deconstruct は逆の「分解する」という意味になる。同じように，化学名で用いられると methyl の「逆」が demethyl または desmethyl なのである。つまり，de- または des- そのものには「除去」と言う意味があるわけではなく，「逆」の動きによって生成した化合物が結果的に親化合物から特定の置換基が減ったものに相当しているというのが正しい理解である。

6 こっちが元祖だ

前回のコラムでは，親化合物から特定の原子や官能基が取り除かれた誘導体の名前に付される「デス（des-）」には，元来「逆の動作」という意味合いがあることを解説した。今回はその続きで，「ノル（nor-）」を含む薬名の例を紹介しよう。

 ## nor がつく薬の共通点

最初に nor- がつけられた薬名は，おそらくノルアドレナリンであろう。

高峰譲吉がアドレナリンの単離に成功したのは1900年のこと。それから21年後，米国の生理学者ウォルター・B・キャノン（Walter Bradford Cannon）が，交感神経からアドレナリン様物質が遊離されることを見出し，そこからさらに25年後，スウェーデンの生理・薬理学者U・S・フォン・オイラー（Ulf Svante von Euler）がその実体を明らかにした。交感神経終末から放出される神経伝達物質は，アドレナリンの脱メチル化体だったので，noradrenaline と名付けられた。現在医薬品としては血圧上昇薬として用いられている。

三環系抗うつ薬のノルトリプチリンは，先に見出されたアミトリプチリンの脱メチル化体なので，nor- ＋ amitriptyline を短縮して nortriptyline と名付けられた。

合成黄体ホルモン薬のノルエチステロンは，黄体ホルモンのプロゲステロンの10位が脱メチル化され，17位にエチニル基が加わった構造をしているので，nor- ＋ ethynyl ＋ progesterone を短縮して norethisterone と名付けられた（y を i に綴り替え）。

同じ合成黄体ホルモン薬のノルゲストレルは，プロゲステロンの10位が脱メチル化され，13位にエチル基が加わった構造をしているので，nor- ＋ progesterone ＋ ethyl を短縮して norgestrel と名付けられた。

ここまで紹介した4つの薬に共通点があるのにお気づきだろうか。そう，いずれも脱メチル化されたものなのだ。最初のノルアドレナリンにならって，メチル基が水素原子に置換した場合にnor-をつけるという慣習が何となくできていたのかもしれない。

nor がつく本当の意味

　ただし，その慣習に従わなかったものもある。キノロン系抗菌薬のノルフロキサシン (norfloxacin) は，抗マラリア薬であるクロロキンの合成中間体として得られたナリジクス酸が新系統の抗菌薬として実用化されたのを受けて，ナリジクス酸の誘導体として合成された。ナリジクス酸中の二環部分が1,8-ナフチリジン (ナフタレンの炭素原子のうちの2つが窒素原子で置換されたもの) なのに対して，本薬ではキノリンになっていることから，「窒素が1つ減った」とみなすことができるため，頭にnor-が付されたものと推察される。

　nor-の種明かしをすると，結果的に特定の原子や官能基が減った誘導体に対してnor-が付されていたとしても，nor-には元来「除去」という意味はない。nor-は英語のnormal (正常の) と関係があり，「定規」を意味するラテン語のnormaに由来する。「定規を使って作られた規定通りのもの」が「正規」「正常」というわけだ。ちなみに，「仕事のノルマ」は「規定の仕事量」ということだ。なので，nor-がつけられた薬は，「余計なものがついていない自分の方が正規品だ」と主張していることになる。

　ただ，それぞれの薬が発見された来歴をたどると，nor-とつけられた薬の方が後から作られたことがほとんどである。たとえば，ノルアドレナリンはアドレナリンに46年遅れ，ノルトリプチリンはアミトリプチリンの2年遅れで見出されたものだ。後から登場して「こっちが正規，元祖だ」と主張するのは，いかがなものか。飲食業界で起こる「元祖争い」の騒動みたいだなと思うのは，私だけだろうか。

7　兄弟の命名

　前々回，前回と，親化合物から特定の原子や官能基が減った誘導体の名前に付される「デス（des-)」と「ノル（nor-)」の微妙な違いについて考えた。読者のみなさんの中には，「結局同じことなのだからどちらかに統一すればいいのに」と思われた方もいらっしゃるだろう。しかし，結局同じことだとしても，薬名を決めるうえで2つの異なる表現が利用されるメリットもあるという例を，今回はご紹介したい。

nor と des の区別

　すでにご紹介したノルゲストレルとデソゲストレルは分かりやすい例なので，改めて両者の関係を考えてみよう。ノルゲストレルは，プロゲステロンの脱メチル化誘導体なので，nor-を使って命名された。そして，デソゲストレルは，ノルゲストレルの脱酸素化体なので，nor-しか使えなかったら「ノルノルゲストレル」と名付けざるを得なかったかもしれない。des-というもう1つの接頭辞が利用できたからこそ，des-o (xy) を付してデソゲストレルという名前を与えることができたのだ。

　ノルトリプチリンも，すでに紹介したように，アミトリプチリンの脱メチル化誘導体なので，nor-を使って命名された。一方，アミトリプチリンと同じ三環系抗うつ薬のイミプラミンについても，脱メチル化誘導体が合成され，かつてはうつ病の治療に用いられていた（現在は販売中止となり使われていない）。同じルールによれば，「ノリプラミン」(nor + imipramine) と名付けられたかもしれないが，実際にはデシプラミン(des + imipramine) と名付けられていた。

　もしnor-しか使えずノリプラミンという薬名が決められていたら，ノルトリプチリンと似ていて紛らわしいが，nor-の代わりにdes-が利用できたからこそ，デシプラミンという区別しやすい名前がつけられたのである。

兄弟のビンデシンとビノレルビン

　もう1つの例として，抗悪性腫瘍薬のビンデシンとビノレルビンを挙げておく。

　1958年にカナダのウェスタンオンタリオ大学のR・L・ノーブル（Robert Laing Noble）らが，一年草のキョウチクトウ科ニチニチソウ（当時の学名は*Vinca rosea*，現在の学名は*Catharanthus roseus*）から新規アルカロイドを単離した。その化合物は，白血球（leukocyte）を殺す（blast）作用があることから，当初はvincaleukoblastineと名付けられ，後に一部を省いたvinblastine（ビンブラスチン）に変更された。

　ビンブラスチンは，チュブリンに結合して重合を阻害し細胞の有糸分裂を抑制することから，米国イーライリリー社によって抗悪性腫瘍薬として開発された。同社は，次いで，ビンブラスチンを化学的に修飾することで半合成誘導体の開発を試みた。そして，ビンブラスチンの脱アセチル化体を得て，des- をvinblastineの間に挿入してvindesine（ビンデシン）と名付けた。

　一方，ビンブラスチンの精製には大量の原料を必要としていたため，化学合成による製法改良の試みが行われた。1979年にフランス・国立科学研究センターのP・ポーシェ（Pierre Potier）らは，マダガスカル島のニチニチソウの茎，葉，根から抽出された成分に化学的修飾を加えることに

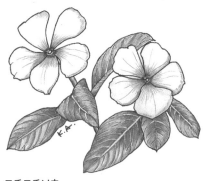

ニチニチソウ

より，半合成アルカロイドを得ることに成功した。その化合物は，ビンブラスチンからいくつかの部分構造が除かれた誘導体だったことから，nor- を使って vi-nor-elbine（ビノレルビン）と名付けられた。

　ビンデシンとビノレルビンはともに抗悪性腫瘍薬として実用化されたが，親化合物のビンブラスチンからみれば，どちらも子供。同じ響きを与えながらも，両者が区別つくような名前になるように des- と nor- がうまく使い分けられたということだろう。

　ちょうど，若乃花，貴乃花のように。

8 「レボ」と「デキストロ」

　カテコールアミン生合成過程におけるドパミンの前駆体である「DOPA（ドパ）」に関連した医薬品としてレボドパがある。よく知られたパーキンソン病の治療薬である。

　DOPA には不斉炭素が含まれ，左旋性と右旋性の異性体が存在するが，生理活性の強い左旋性の方が医薬品として応用され，ギリシャ語由来で「左」を意味する "levo" を頭につけて levodopa と名付けられた。

🐼 levo から生まれた薬の代表格「レバロルファン」

　同じように，左旋性で，名前に levo または lev が含まれる医薬品は他にもたくさんある。

　たとえば，局所麻酔薬のレボブピバカイン（levobupivacaine），統合失調症治療薬のレボメプロマジン（levomepromazine），抗ヒスタミン薬のレボセチリジン（levocetirizine）やレボカバスチン（levocabastine），甲状腺ホルモン薬のレボチロキシン（levothyroxine），黄体ホルモン薬のレボノルゲストレル（levonorgestrel），葉酸製剤のレボホリナート（levofolinate），ニューキノロン系抗菌薬のレボフロキサシン（levofloxacin），抗てんかん薬のレベチラセタム（levetiracetam），麻薬拮抗薬のレバロルファン（levallorphan）などである。

　このうち，レバロルファンは，1949年にスイスのF・ホフマン・ラ・ロシュ社のO・シュナイダー（O. Schnider）とA・グリュスナー（A. Grüssner）によって合成された。左旋性のモルフィナン骨格にアリル基がついた化合物なので，levo + allyl + morphinan から levallorphan と名付けられた。合成オピオイドの探索研究から見出された鎮痛薬だが，オピオイドμ受容体を遮断することから，オピオイドによる呼吸抑制を防ぐ目的で用いられることが多い。

なお，モルフィナンには鏡像異性体が存在するが，モルヒネをはじめとする麻薬性鎮痛薬はすべて左旋性であり，わざわざ「レボ」を名前に含んでいない。なぜ，レバロルファンだけ旋光性を意識した名前がつけられたのだろうか。

👓 左があれば右がある

　「左」があれば，「右」がある。ギリシャ語由来で「右」を意味するdextro-またはその短縮形dex-が名前に付された右旋性の医薬品には，鎮咳薬のデキストロメトルファン（dextromethorphan），鎮静薬のデクスメデトミジン（dexmedetomidine），アントラサイクリン系抗悪性腫瘍薬の血管外漏出に用いられる心臓保護薬のデクスラゾキサン（dexrazoxane）などがある。

　このうち，デキストロメトルファンは，1951年に米国のホフマン・ラ・ロシュ社で，モルフィナン系化合物の探索研究の中で合成されたラセミ体のメトルファンから光学的に分離されたものである。メトルファンは，メトキシ基がついたモルフィナン誘導体なので，methoxy + morphinanからmethorphanと名付けられた。そして，左旋性のメトルファンが「レボ」メトルファン，右旋性のメトルファンが「デキストロ」メトルファンと名付けられた。

　一般に，ラセミ体をそれぞれの鏡像異性体に光学分割する目的は2つある。1つは，目的とする薬理活性が鏡像異性体で異なる場合に，薬理活性の強い異性体だけを得ることによって，薬効を高めるためだ。もう1つは，好ましくない副作用の発現率が鏡像異性体で異なる場合に，光学分割によって副作用を軽減させるためである。

　メトルファンから光学分割によって得られたデキストロメトルファンは，この2つの目的とも満たすものであった。レボメトルファンが麻薬性を示すのに対して，デキストロメトルファンは非麻薬性であり，かつ強い鎮咳作用を示すことから，非麻薬性の強力な鎮咳薬として広く用いられるようになった。

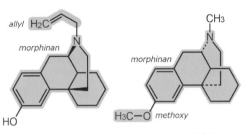

レバロルファン（左）とデキストロメトルファン（右）

　レバロルファンやデキストロメトルファンを開発したロシュ社は，モルフィナン誘導体では左旋性異性体の方が麻薬性と強力な鎮痛作用を示し，右旋性異性体は非麻薬性で主に鎮咳作用や鎮痙作用を示すことを理解しており，「旋光性」を重視した創薬戦略をアピールしたいという意図がこれら医薬品の命名に反映されたのではないだろうか。

9 キャッチーな一般名

医薬品を製造・販売するメーカーにとって，自社の製品名はキャッチコピー的役割を果たすわけだから，できるだけ魅力的なものをつけようとするのは当然だろう。それに対して一般名は，その医薬品の本質を表す普遍性と固有性を反映した名称であり，誰もがいつでも共通に使用できるものでなければならないため，いまひとつ魅力に欠けるものが多い。

そんな中，ちょっと変わったキャッチーな一般名をもつ薬がある。

「新しい」をアピールした薬名

私たち人間は，基本的に新しいもの好きだ。少しずつバージョンアップしながら1年おきに後継機種を発表し続けるスマートフォンなどは，そうした人間の習性をついた販売戦略をとっている。そして薬の中にも，「新しさ」をアピールした名前をもつものがある。

アフリカ産マメ科のつる植物カラバルマメ（学名：*Physostigma venenosum*）の種子から単離されたフィゾスチグミン（physostigmine）という化合物に，コリンエステラーゼ阻害作用があることが解明されたのは1923年のこと。しかし，フィゾスチグミンは毒性が強かったことから，米国ホフマン・ラ・ロシュ社は代替薬を求めて，フィゾスチグミンがコリンエステラーゼにどのように結合するかを構造面から研究し，1931年にネオスチグミン（neostigmine）を見出した。その名は，ギリシャ語で「新しい」を意味するneoを付した，neo + physostigmine に由来している。「フィゾスチグミンの新型版」という意味である。

局所麻酔薬のプロカインも，新しさをアピールしようとした薬だ。

1859年，ドイツのゲッティンゲン大学のフリードリヒ・ヴェーラー（Friedrich Wöhler）の研究室で，当時大学院生だったアルベルト・ニーマン（Albert Friedrich Emil Niemann）が，学位論文のテーマとしてコ

カ葉からアルカロイド結晶を得る方法の改良に取り組み，実際に単離した物質を，ドイツ語でkokainと命名した。その学位論文には「単離した結晶の溶液を舌の上に投与すると，冷たい感覚に続いて独特な"しびれ"が残る」との記載があり，これはコカインに局所麻酔作用があることを示す最初の発見と思われる。

　しかし，コカインには強い中枢興奮作用があったため，代わりになる合成局所麻酔薬が研究され，1905年にドイツの化学者アルフレッド・アインホーン（Alfred Einhorn）らが見出したのがプロカインである。当初は「新しい局所麻酔薬」という意味でnovocain（ドイツ語）と名付けられたが，コカインより麻酔効果は弱くアレルギーを生じやすいなどの点からあまり普及しなかったので，「先行（pro）の局所麻酔薬」という意味合いでprocaine（英語）と名付けられた。

「すごい！」をアピールした薬名

　もっとすごい！とアピールした名前の薬もある。

　抗悪性腫瘍薬のビンクリスチン（vincristine）は，1961年に米国イーライリリー社のゴードン・H・スヴォボダ（Gordon H. Svoboda）によってニチニチソウ（学名：*Vinca rosea*）から単離されたアルカロイドだが，「最上」を意味するラテン語のcrist（a）が名前に入れられた。

　ミラベグロン（mirabegron）は，アステラス製薬が創製したアドレナリンβ_3受容体刺激薬で，過活動膀胱の治療に用いられるが，「すばらしい」を意味するラテン語のmiraが名前に入れられた。

　ブレクスピプラゾールは，アリピプラゾールの後継品として大塚製薬が開発し2018年に発売した統合失調症治療薬であるが，突破口（breakthrough）となる画期的な薬という期待を込め

ブレクスピプラゾール

て，breakthrough + aripiprazole からbrexpiprazole と名付けられた。

　子供の名付けには時代が反映されると言われ，近年は「キラキラネーム」が話題になった。薬の名前もこれからキラキラしたものが増えてくるのだろうか。

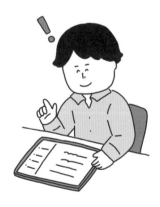

10 デュオのちから

　みなさんは，カラオケで歌うデュエット曲と言えば，何を思い浮かべる
だろうか。

　「銀座の恋の物語」「ふたりの愛ランド」「ロンリー・チャップリン」「世
界中の誰よりきっと」「長く短い祭」……。何を思いついたかで年代がば
れてしまうので，下手に答えないほうがいいかもしれない。

　「デュエット」とは，二重奏あるいは二重唱のことで，一般的には男女
の二重唱をさすことが多い。ちなみに同性による二重唱の場合は，「デュ
オ」と呼んで区別されることがある。

　デュエットもデュオも，ギリシャ語で「2」を表す$\delta\upsilon\omicron$（duo）に由来
する。英語の dual（二重の，二通りの），duplicate（重複の，複写），
double（二倍の，二組の）なども同じ語源である。

🤓 デュオがつく薬名

　医薬品の中にも，同じ語源で名付けられたものがある。

　前立腺肥大症および男性型脱毛症の治療に用いられているデュタステリ
ドは，1990年代半ばに英国グラクソ社によって合成された5α還元酵素
阻害薬である。1960年代後半に，5α還元酵素によって，テストステロ
ンがより強力な男性ホルモンであるジヒドロテストステロンへと変換され
ることが判明し，男性ホルモン依存性疾患の治療薬としての5α還元酵素
阻害薬の有用性が注目されたことから，開発されたものである。

　5α還元酵素には，Ⅰ型とⅡ型のアイソザイムが存在し，先行開発され
ていたフィナステリド（1980年代に米国メルク社が合成）はⅡ型を強力
に阻害するのに対して，デュタステリドは，Ⅰ型とⅡ型の両方を「二重
（dual）」に阻害することから，"du"tasterideと名付けられた。

様々なデュオの使い方

　糖尿病治療薬のデュラグルチドは，膵臓からのインスリン分泌を促進する消化管ホルモン（インクレチン）の一種であるGLP-1のアナログで，CHO細胞を用いた遺伝子組換え技術を用いて2007年ごろに米国イーライリリー社によって創製された。

　私たちの体内で働く天然のGLP-1は，ジペプチジルペプチダーゼ（DPP）-4による分解を受けるため，半減期が2分くらいしかない。そこで，デュラグルチドでは，DPP-4による不活性化を回避し，かつ免疫原性を軽減することを目的として，GLP-1アナログ領域のアミノ酸配列が一部改変され，さらにクリアランスを低下させるために，GLP-1アナログ領域にIgG4 Fc領域を連結させたペプチド鎖2本をジスルフィド結合でホモダイマー（二量体）とした。この改変によって，デュラグルチドの半減期は120時間と大幅に延びた。同じペプチドが2つまとまったものなので，複製品（コピー）を意味するduplicateとGLP-1誘導体のステム-glutideを組み合わせて，dulaglutideと名付けられた。

　デュピルマブは，米国のリジェネロン・ファーマシューティカルズ社とサノフィ・ジェンザイム社によって開発された抗体医薬品で，日本では2018年4月に発売されてアトピー性皮膚炎ならびに気管支喘息の治療に用いられている。ヒトインターロイキン-4受容体のαサブユニットに特異的に結合するが，IL-4受容体αサブユニットは，IL-4受容体複合体と

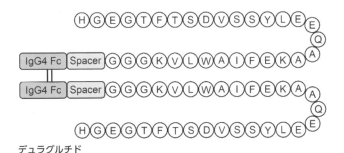

デュラグルチド

IL-13受容体複合体に共通しているので，デュピルマブはIL-4とIL-13の両シグナル伝達を阻害することができる。二重に (duplicate) 阻害する，免疫関連のヒト型モノクローナル抗体 (ステム：-l-u-mab) という意味で，dupilumabと名付けられた。

　1人で歌うより，2人で歌った方が楽しいし，上手にハモると何倍も魅力的に聞こえる。同じように，薬も「デュオ」によって優れた効果を発揮することができるのだ。

11 | ねじれた薬名

　２つの環が１個の原子を共有する構造をもつ二環式化合物は，２つの環が互いにねじれた構造をとるため，「ねじれ」「螺旋」を意味するラテン語の *spīra* に由来し，「スピロ（spiro）化合物」または「スピロ環（式）化合物」と呼ばれるようになった。そこで共有される原子は「スピロ原子」と称され，ほとんどの場合は四級炭素である。らせん状のグラム陰性細菌の一種「スピロヘータ（spirochaeta）」の名にも，同じ語源がうかがえる。

スピロ原子に由来する薬名

　スピロ化合物は，不斉原子をもたなくても，置換基が適切な配置になるよう分子設計を行うと，スピロ原子がキラル中心になり得ることから，光学活性な医薬品の開発に役立つと期待される。スピロ化合物であることが容易に想像できる医薬品名の代表として，カリウム保持性利尿薬のスピロノラクトン，経口避妊薬として用いられる合成黄体ホルモン薬のドロスピレノン，ブチロフェノン系抗精神病薬のスピペロンなどがある。

　スピロノラクトンは，1957年に米国のG・D・サール社で，アルドステロンに拮抗する化合物の系統的探索研究を通して見出され，プレグネノロン（pregnenolone）に類似したステロイド骨格にスピロ（spiro）炭素を介して１つのラクトン（lactone）構造が加わった化合物なので，spironolactone と名付けられた。

　ドロスピレノンは，1970年代後半にドイツのシェリング社で合成され，２つ（接頭辞：di-）のシクロプロパン環（cyclopropane），スピロ炭素（spiro），炭素二重結合（接尾辞：-ene），カルボニル基（接尾辞：-one）を含む化合物な

スピロノラクトン

ので，drospirenone と名付けられた。

　そしてベルギーの医師ポール・ヤンセン (Paul Adriaan Jan Janssen) が，合成麻薬性鎮痛薬のペチジンを参考にして，ブチロフェノン系化合物の原型となるハロペリドールの合成に成功したのは，1958年のこと。その後，ヤンセン研究所で合成された約5000のブチロフェノン系誘導体の中から選ばれ，9番目に開発されたのがスピペロンで，抗精神病薬として実用化された。スピロ (spiro) 環とピペリジン (piperidine) を含むブチロフェノン (butyrophenone) 誘導体なので，spiperone と名付けられた。

タンドスピロンに残されたスピロ環の残り

　抗不安薬のタンドスピロンも，いかにもスピロ化合物らしい名前である。しかし，タンドスピロンの化学構造中に，スピロ原子は見当たらない。いったいどういうことか。

　1968年に米国のブリストル・マイヤーズ社によって合成されたブスピロンは，それまで広く用いられていたベンゾジアゼピン系抗不安薬のジアゼパムと同等の作用を示すことが明らかとなり，GABA$_A$受容体のベンゾジアゼピン結合部位に作用しない最初の抗不安薬として，1985年にドイツで初めて承認された。ブチル基 (butyl)，スピロ環 (spiro)，アミドのカルボニル基 (接尾辞：-one) を含む化合物なので，buspirone と名付けられた。

　日本では，ブスピロンが用いられる代わりに，住友製薬がブスピロンに類似の化合物として，抗不安作用を強めたアザピロン系薬物の1つであるタンドスピロンを1980年代前半に見出した。スピロ環の代わりに，シクロヘキサン・ジカルボキシミド環にメタノ (methano) 基が架橋して三環の10員環 (deca ring) 構造をもつブスピロン (buspirone) の誘導体であることから，tandospirone と名付けられた (発音しやすいようにoを挿入した)。タンドスピロンにはもはやスピロ環は含まれていないが，原型となったブスピロンに含まれていたスピロ環の名残がその薬名に感じ取れるとは，何とも趣深い。

ステムの利便性と
落とし穴

化学構造や薬理作用が共通した薬物群に与えられる「ステム」は，無秩序に薬名がつけられるのを避けるのに役立っており，開発元にとって新規化合物の命名の助けになるだけではなく，使用者がその名前を見たときにある程度の特徴を理解する助けにもなります。しかし，医薬の進歩とともにステムの数も膨大になり，本来の目的を失いつつあります。また，同じステムをもっている別の薬どうしの相違点を知るには，ステムだけでは不十分です。

第4章では，そんなステムのメリットとデメリットをまとめました。

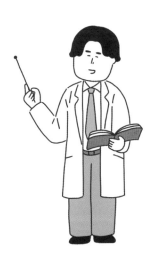

1 ステムを丸暗記するだけではだめ

大相撲の力士はたくさんいるので，筋金入りの相撲ファンでなければ，すべての名前を覚えるのは難しいが，たとえば「貴乃花」「貴ノ浪」「貴闘力」「貴景勝」という力士の名前を聞くと，「同門なんだろうな」と思える。つまり，名前に特徴的な響きをつけることで，関係があると認識できるのである。実は同じような決まりが医薬品の一般名にも設けられている。それが「ステム」である。

「(オ) ロール」は，必ずしも β 遮断薬というわけではない

ステム (stem) を辞書で引くと，「草花の茎，木の幹，（機械の）軸，心棒」のように書かれている。もともと「起源あるいは中心にあって不可欠な存在」をさす言葉で，医薬品の名前に関しては，「ある特徴的な化学構造や薬理作用をもった医薬品グループの原型となった薬物の名称に含まれていて，後続の類似薬にはそれを組み込むように定められた特定の文字列」のことをさす。

薬名から薬理作用を判別するのに役立つステムとして最も有名なのは，アドレナリン β 受容体遮断薬の語尾につく (オ) ロールだろう。1962年に英国ICI社でジェームス・W・ブラック (James Whyte Black) (1988年にノーベル生理学・医学賞を受賞) が見出したプロプラノロールを皮切りに，次々と開発されたピンドロール，チモロール，ナドロール，カルテオロールなどの β 遮断薬は確かに語尾が同じ「(オ) ロール」になっている。

ただし，カタカナ名で語尾が「(オ) ロール」とついていれば，必ずしも β 遮断薬というわけではない。たとえば，レスベラトロールは，ブドウの果皮などに含まれるスチルベノイドポリフェノール

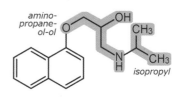

プロプラノロール

の一種で，抗酸化作用があることから様々な健康効果が期待されている。医療用医薬品としては用いられないが，サプリメントの成分として含まれることがある。語尾が「(オ)ロール」だが，言うまでもなくβ遮断薬ではない。

β遮断薬の正しいステム

この問題は，β遮断薬の語尾がなぜ「(オ)ロール」となっているのか，その本当の理由を知ることで解決する。

ブラックが見出したプロプラノロールは，アミノプロパンジオールにイソプロピル基がついた化学構造をしていたので，isopropyl + amino-propane-ol-olからpropranololと命名された。ジオール (-diol) は2つの水酸基を意味するが，あえてこれをオール・オール (-ol-ol) と替えたのである。そして，アミノプロパンジオール構造はβ受容体遮断作用に重要と考えられたため，この構造が共通骨格とされ，名前の語尾が-ol-olである化合物がβ遮断薬として次々と開発されていったというわけだ。

だから，本当は，β遮断薬のステムは「(オ)ロール」ではなく，「オール・オール」なのである。また，そう理解することによって，レスベラトロール (resveratrol) は別物だと分かり，混乱せずに済むのだ。実際に大学の授業で私は「β遮断薬の語尾にはオール・オールがつくよ」と教えている。

ステムは便利だが，たくさん知っていれば，薬が分かるわけではない。むしろ，中途半端なステムの知識は，かえって誤解を生むことがあるので注意しなければならない。

ある時，私の話に興味を示した学生が，授業中に取り上げなかった「ソタロール」という薬をテキストで見つけて質問してきたことがある。「β遮断薬として作られた薬なのに，なぜ語尾がオール・オールじゃないんですか」。実にいい質問だ。自分でこういう疑問をもてる学生は将来必ず伸びる，そう確信した。そして私はこう答えた。「化学構造を見てごらん。水酸基が1つしかないよね。それからソタロールはプロプラノロールより先に作られた古い薬なんだ」。学生はすっきりした顔で帰っていった。

2 韻を踏む薬たち

　「韻を踏む」とは，同じ音を繰り返すことを意味し，英語では「rhyme（ライム）」という。

　韻を踏みながら喋ると，普段の会話にはないテンポが生まれる。そして，聞き手にとっては，そのリズム感が楽しく，印象的に言葉たちが頭に入ってくる。そのため，ラップや歌詞に韻が取り入れられる場合が多い。たとえば，日本の有名な童謡「線路は続くよどこまでも」の中には，「のをこえ やまこえ たにこえて」という歌詞があるが，「え」が3回繰り返されることでリズム感が生まれている。

韻を踏む薬の共通点

　薬の名前にも韻がある。トラニラスト，ペミロラスト，イブジラスト，プランルカスト，モンテルカスト，セラトロダスト，スプラタスト。これらは，私が担当する大学の授業の一コマで登場する薬を並べたものだが，見事に韻を踏んでいる。

　薬の専門家である方ならもうお気づきだろうが，上にあげた薬物はすべて，-astというステム（接尾辞）がついた抗アレルギー薬である。みんな仲間といえば仲間なのだが，少々厄介だ。

　前回取り上げた「-ol-ol」というステム（接尾辞）の場合，それがついていればアドレナリンβ受容体遮断薬と判断できるので有用だが，「-ast」がついているから抗アレルギー薬だと判断したところで，薬物の作用点を含めた作用機序までは説明できない。むしろ，名前の響きは似ているが作用機序が違うという点で，学生たちにとっては覚えにくい薬物群となっているようだ。

-ast を使った薬の覚え方

　個々の薬の違いを理解するためには，共通したステムだけではなく，名前の違った部分まで丁寧に理解する必要がある。そこで私は，学生たちに次のように解説している。

　「プランルカストとモンテルカストは，ロイコトリエン (leukotriene) 受容体遮断薬なので，〜ルカスト (-luk-ast) とついている。セラトロダストは，トロンボキサン (thromboxane) 受容体遮断薬なので，〜トロダスト (b を d に綴り替えて -trod-ast) とついている。イブジラストには，血管拡張 (vasodilation) 作用があるので，〜ジラスト (-dil-ast) とついている。スプラタストは，ヘルパー T 細胞 (Th2) に作用するから，〜タスト (-t-ast) とついている。これらと違って，トラニラスト，ペミロラストは，化学構造の特徴が反映されているだけなので名前の意味を知っても薬理作用機序の説明はできないんだけど，同じ〜ラストがついていて，ともにケミカルメディエータ遊離抑制薬だから，まとめて覚えられるよね」

　補足しておくと，「-ast」というステムは，喘息を意味する英語のasthmaに由来し，ヒスタミン受容体遮断以外の抗アレルギーまたは抗炎症作用によって気管支喘息を改善する治療薬に対して付すことが提案されている。さらに，asthmaの語源をたどると，「息苦しい」「呼吸困難」を意味するギリシャ語のazeinに由来しているそうだ。

　トロンボキサン受容体遮断薬にはセラトロダスト (seratrodast) とラマトロバン (ramatroban) がある。どちらも抗アレルギー薬に分類されるが，セラトロダストは気管支喘息に適応をもつ一方，ラマトロバンは気管支喘息には用いられない。

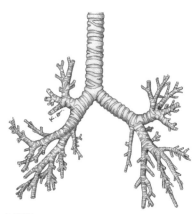

気管支

つまり，「-ast」の有無によって，それぞれの適応の違いをうかがい知ることができるのだ。

　名前の「韻」だけで，同類の薬だと思ってはいけない。同じステムを含む薬が，何を共通項とするかはケース・バイ・ケース。そのステムの語源までしっかり理解しておくことで初めて，ステムが便利なツールとなることを心得ておくべきである。

3 | アグとタン

　医薬品名のステムは，類似性のあるものをまとめて把握できる点で便利である。ただし，誰もが勝手に考案して使うと混乱が生じるため，WHO（世界保健機関）や各国の公的機関に申請されたものが審議された上で，公式のステムが定められている。当初，その種類の数は限られていたが，新薬が開発されるたびに考案され続けた結果，現在では専門家でも把握しきれないくらいに増えている。

　WHOが認めた医薬品ステムをまとめた文書の最新版『Stem Book 2018』には，実に462個のステムが掲載されている。これらを全部覚えることは無理だし，実際にはあまり役に立たないものも相当数ある。特に，日本で使用されている医薬品に含まれていないものや，該当する医薬品が1個しかないものなどは，とりあえず無視しておいてよい。

🐼 ステムの特徴

　ステムが何に由来しているかを分類してみると，化学構造名を短縮したものと，薬理作用を反映したものが大半を占める。

　化学構造名を短縮したステムは，単なるグループ分けには使いやすいが，その薬がどういう作用をもつかは分からない。たとえば，「～アゼパム (-azepam)」という接尾辞のステムは，米国ホフマン・ラ・ロシュ社のレオ・H・スターンバック (Leo Henryk Sternbach) とアール・リーダー (Earl Reeder) によるジアゼパムの発見をきっかけに，その化学構造上の特徴 (1,4-benzodiazepine + amide) から定められたものである。しかし，学生たちに「～

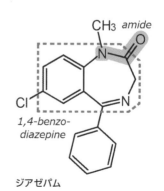

1,4-benzo-diazepine

ジアゼパム

アゼパムとつくのはベンゾジアゼピン系薬物だよ」と教えたところで，肝心な薬効や特徴は伝わらない。名前とは別に，薬理作用を丁寧に解説しないといけないので，教育上は役に立たないというのが実感である。

受容体の刺激薬と遮断薬を表す -ag と -tan

　一方，薬理作用を反映したステムは，薬名からすぐ薬効を想像できるので，教育上とても有用である。その代表例に，アグとタンがある。

　受容体をターゲットとする薬は非常に多い。また，受容体を刺激するか遮断するかによって薬効が逆になることから，受容体と薬物の相互作用を理解することは薬理学の学習においてとても重要である。

　受容体刺激薬は，英語でreceptor agonistなので，名前の末尾に-ag（アグ）がついたものがある。具体的には，トロンボポエチン受容体刺激薬で血小板減少症に用いられるエルトロンボパグ（eltrombopag）やルストロンボパグ（lusutrombopag），選択的プロスタノイドIP受容体刺激薬で肺動脈性肺高血圧症に用いられるセレキシパグ（selexipag），プロスタノイドEP_2受容体刺激薬で緑内障・高眼圧症に用いられるオミデネパグ（omidenepag）などが知られる。

　それに対して，受容体遮断薬は，英語でreceptor antagonistなので，短縮した-tan（タン）が末尾につくものがある。ロサルタン，カンデサルタン，バルサルタンなどの選択的アンジオテンシンⅡ受容体拮抗薬には，selective angiotensin receptor antagonistを短縮した-sartanがつく。ボセンタン，アンブリセンタン，マシテンタンなどのエンドセリン受容体遮断薬には，endothelin receptor antagonistを短縮した-entanがつく。モザバプタン，トルバプタンなどのバソプレシン受容体遮断薬には，vasopressin receptor antagonistを短縮した-vaptanがつく。

　薬理作用がすぐイメージでき，幅広く活用できるステムは，覚えておくことをお勧めする。

4 | よそ者の主張

　カラバルマメから発見されたフィゾスチグミンの薬理作用を研究する過程で，コリンエステラーゼという酵素の構造と機能に関する理解が深まり，フィゾスチグミンの欠点である毒性を軽減した多くの医薬品が生まれた。ネオスチグミン，ピリドスチグミン，ジスチグミン，リバスチグミンなどの後継医薬品には，共通したステム（接尾辞）として，「スチグミン」がつけられている。

 ## まとめて覚えることの落とし穴

　このことを薬理学の授業で私が説明したところ，授業後にある学生が訪ねてきて，こう質問した。

　「先生はコリンエステラーゼ可逆的阻害薬の語尾にはスチグミンとつくから，まとめて覚えておくといいよとおっしゃいましたが，テキストには，同じようにコリンエステラーゼを阻害するアンベノニウムやアコチアミドという薬がのっていて，語尾がスチグミンじゃないのはどうしてですか？」

　私は薬理学の授業の余談として薬の名前の由来を話すことが多いので，それにつられた学生たちは，私と同じように細かいところが気になるようだ。多くの教員は「それは例外だから気にせずそのまま覚えなさい」と答えるかもしれないが，私は「いいところに気づいたね」と褒め，授業中にできなかった解説を加えた。

　語尾がスチグミンとなっているコリンエステラーゼ阻害薬には，化学構造上の共通点として三級アミンまたは四級アンモニウムとカルボン酸エステルの部分構造をもっており，これらがコリンエステラーゼの活性中心に結合すると想定されている。

　学生には，アンベノニウムの化学構造を見てもらい，「四級アンモニウム」を含むが，エステル結合を欠き，その代わりにアミド結合をもっていることを確認してもらった。アコチアミドも同様で，「三級アミン」を含

むが，エステル結合ではなくアミド結合をもっていることから，語尾にアミドがつけられていることを説明した。「化学構造の違いが名前に反映されているんですね」と学生は納得してくれた。

長いものには巻かれたくない！

　別の薬物群でも，同じようなやり取りがあった。選択的アドレナリンα$_1$受容体遮断薬には，プラゾシン，ブナゾシン，テラゾシン，ドキサゾシンなどがあり，「語尾にアゾシンがつくからまとめて覚えなさい」と授業中に教えたが，「これに該当しない選択的アドレナリンα$_1$受容体遮断薬としてウラピジルやナフトピジルがあるのはなぜか？」という疑問が学生から寄せられた。

　こちらも答えは明白だった。1965年に米国のファイザー社において開発された最初の選択的アドレナリンα$_1$受容体遮断薬は，ピペラジン環（piperazine）とフラン環（furan）とキナゾリン環（quinazoline）を含む化学構造を有することから，プラゾシン（prazosin）と名付けられた。zo-inの間の"s"は，とくに意味はないが響きをよくするために加えられたものである。そして，プラゾシンと同様にキナゾリンを母核とする選択的α$_1$受容体遮断薬の名前の末尾には，ステムとしてアゾシン（-azosin）が付されることとなった。しかし，学生から質問のあった，ウラピジルやナフトピジルは，キナゾリン誘導体ではなく，ピペラジン（piperazine）を含む血管拡張薬（vasodilator）という意味で，語尾にピジル（-pidil）が付されたのである。

　名前に共通した響きをもった薬物は同類であると分かりやすいのは便利だが，それぞれの薬の個性が見えづらい。先に生まれた医薬品にならったステムをあえて採用しないという選択には，「長いものには巻かれたくない！」という主張が込められているに違いない。

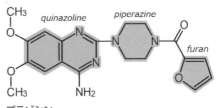

プラゾシン

5 ステムは使いよう

　私が大学で薬理学を教える時に，学生が混乱しやすいと思われる薬の1つにセチプチリンがある。四環系抗うつ薬で，日本では1989年に発売された。現在ではジェネリック医薬品も販売されているので，処方箋にその名が記載されることもある。

セチプチリンが覚えにくい理由

　セチプチリンが覚えにくい理由は2つある。1つは，「〜プチリン」という語尾が，三環系抗うつ薬のアミトリプチリンやノルトリプチリンと同じだからである。

　新しい医薬品の名前をつけるときには，すでに類似薬があり，それらに付すべきステムが決まっていることがある。そのため，似た響きが含まれている薬物は，薬効も類似していることが多い。

　この考え方を知った学生が，正確な理解がないまま中途半端に言葉の響きだけをヒントにして判断すると，「セチプチリンは三環系抗うつ薬に違いない」となってしまうのである。

　正確に言えば，三環系のアミトリプチリンやノルトリプチリンに含まれるステム部分は「プチリン」ではなく，正しくはトリプチリンである。私は学生に「"トリ"（tri，3の意味）が入っているのが三環系。セチプチリンには"トリ"が入っていないから，三環系じゃないよ」と教えている。学生はこの説明で納得してくれる。

　もう少し詳しく解説しておくと，三環系のステム「トリプチリン」の英字綴りは「-tript"y"line」で，セチプチリンの語尾は「-pt"i"line」である。これは，セチプチリンを命名する時に従前の三環系とは違うことを意識して，意図的にyをiの綴りに替えたためである。カタカナの薬名しか見ないと「〜プチリン」という語尾は同じで分からない。日ごろ添付文書など

を読む時には，英字綴りの薬名も確認し，カタカナ英語では表現できない違いも知っておいたほうがよい。

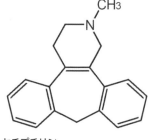

セチプチリン

　もう1つの理由は，〜チリンという語尾が，同じ四環系抗うつ薬のマプロチリンと同じだからである。英字綴りを確認しても，まったく同じ-tilineだ。ちなみにマプロチリンはノルアドレナリン再取り込み

を阻害するのに対して，セチプチリンはアドレナリンα_2受容体を遮断することでノルアドレナリン遊離を促進するので，作用機序が異なる。これは確かに覚えにくい。

　この混乱を解決するには，セチプチリンの「セ」に注目するとよい。実は，セチプチリンとミアンセリンはどちらも1960年代にオランダのオルガノン社が抗セロトニン薬の開発をめざした研究から見出した化合物である。そのため，2つとも名前にセロトニンの「セ」が入っているのだ。

　参考までに，セロトニンは，1942年にウシの血清より精製された血管収縮物質なので，serum（血清）＋tone（緊張，張力）から名付けられた。

　セチプチリンを間違えないためには，こう覚えておくとよい。「セチプチリンは，トリが入っていないから三環系とは違い，セがついているからミアン“セ”リンと同じ機序をもつ」。

　たかが名前，されど名前。カタカナ名をうわべの思い込みでとらえてはいけない。化学構造や薬理作用を正しく把握するためにも，それぞれの薬の名前がつけられた本当の意味を知ることが大切なのである。

6 建物みたいな薬の名前

「今日の授業で習った薬の名前って
建物みたいですね」

抗ウイルス薬を取り上げた薬理学の
授業後，ある学生がこう話しかけてき
た。「確かに！」私は思わず頷いた。
多くの抗ウイルス薬の語尾には「ビル」
がついていて，それらを並べるとまる
で西新宿の超高層ビル群のようだ。

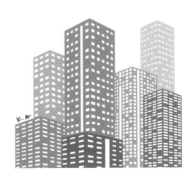

chapter
4

 ## アシクロビルの名付け親

薬名の語尾に「ビル」を配した最初の抗ウイルス薬は，単純ヘルペスウイ
ルス感染症や水痘・帯状疱疹などの治療に用いられるアシクロビルである。

アシクロビルを発明した薬理学者ガートルード・エリオン (Gertrude
Elion) は，1937年に米国ニューヨーク市立大学ハンター校を卒業後，
ニューヨーク大学に進み，修士号を取得した。さらに博士課程に進み研究
を続けたいと願ったが，女性であるという理由で許可されなかった。研究
の道を阻まれたガートルードは高校教師として働くことになったが，3年後，
バローズ・ウェルカム社のウェルカム研究所にいたジョージ・ヒッチング
ス (George Hitchings) に誘われて，助手として研究に携わる機会を得た。

試行錯誤の末に見出されたそれまでの抗ウイルス薬は，ウイルスの増殖
を抑制するだけでなく，私たちの体の細胞にも毒性を示すものばかりだっ
た。そこでエリオンは，正常な人間の細胞とウイルスの差異を生化学的に
研究し，正常な細胞を傷つけることなく特定のウイルスだけに効く薬を設
計した。その1つがアシクロビルである。この業績を評価されたガートルー
ドは，ヒッチングスと共に1988年にノーベル生理学・医学賞を受賞した。

アシクロビルは，ウイルスに感染した細胞内でウイルス由来のチミジンキナーゼにより一リン酸化された後に，宿主（ヒト）細胞がもつキナーゼによりさらなるリン酸化を受けてアシクロビル三リン酸となり，その結果，デオキシグアノシン三リン酸（dGTP）と競合してDNAポリメラーゼを阻害する。この反応は，ウイルスに感染していない細胞内では進まないので，正常な細胞には影響がないというわけだ。

　その名称は，非環状側鎖を有するグアノシン類縁化合物なので，a-（否定を意味する接頭辞）＋ cyclo（環状）＋ antiviral（抗ウイルス薬）から，aciclovir と名付けられた（yをiに綴り替え）。

「ビル」の発展，ステムの誕生

　この成功を受けて，各種ウイルスに固有の分子を標的とする抗ウイルス薬が次々と見出され，その語尾にはビルがつけられることとなった。ただ，いずれも「〜ビル」では，違いが分かりにくい。そこで，標的分子を含めた以下のようなステムが考案された。

　A型およびB型インフルエンザウイルスのノイラミニダーゼを阻害するザナミビルやオセルタミビルなどのステムは，neuraminidase ＋ antiviral を短縮した-amivir。ヒト免疫不全ウイルス（HIV）のプロテアーゼを阻害するリトナビルなどのステムは，proteinase ＋ antiviral を短縮した-navir。HIVインテグラーゼを阻害するラルテグラビルなどのステムは，integrase ＋ antiviral を短縮した-tegravir。C型肝炎ウイルスの複製に必須なNS3/4Aセリンプロテアーゼを阻害するシメプレビルなどのステムは，protease ＋ antiviral を短縮した-previr。C型肝炎ウイルスのNS5B（RNAポリメラーゼ）を阻害するウリジン（uridine）誘導体のソホスブビルなどのステムは，NS5B ＋ uridine ＋ antiviral を短縮した-buvir。

　今まさに切望されているCOVID-19治療薬についても，SARS-CoV-2に特徴的な分子に結合し，特異的にその増殖を阻止する化合物の発見が期待されるが，一体どんなステムがつけられるのだろうか。

7 名前に残る出自

痒みや蕁麻疹の治療に抗ヒスタミン薬は欠かせない。世界初の抗ヒスタミン薬となるピペロキサンがイタリアの化学者ダニエル・ボベット（Daniel Bovet）によって合成されたのが 1930 年代。現在日本で使用されている抗ヒスタミン薬のうち最も古いジフェンヒドラミンが合成されたのは 1940 年代。それ以降，作用時間の延長，眠気などの副作用軽減，抗アレルギー作用の増強など，様々な改良が図られた同類薬が次々と開発された。現在日本で販売されているものだけでも 20 種類を超える。

語尾で分かる化学構造

たくさんある抗ヒスタミン薬の名前を並べてみると，一部の例外（クロルフェニラミン，ケトチフェン，オキサトミド）を除いて，語尾が必ず〜（ア）スチンか〜ジンになっていることに気がつく。

クレマスチン，アゼラスチン，エメダスチン，エピナスチン，レボカバスチン，エバスチン，ベポタスチン，ビラスチンなどの語尾についている「〜（ア）スチン」は，「抗ヒスタミン」を意味する <u>anti-histamine</u> を短縮した -astine に相当する。その響きが，薬理作用を表しているのだ。

一方の「〜ジン」は，化学構造を反映しているのだが，同じジンでも厳密には，さらに 3 種類に分かれる。

プロメタジン，アリメマジン，メキタジンの語尾についている「〜（ア）ジン」は，これらの薬が化学構造中に含むフェノチアジン（phenothiazine）の -(a)zine に相当する。セチリジン，レボセチリジンの語尾についている「〜ジン」は，ピペラジン（piperazine）の -zine に相当する。シプロヘプタジン，フェキソフェナジン，ロラタジン，デスロラタジン，ルパタジンの語尾についている「〜ジン」は，ピペリジン（piperidine）の -dine に相当する。

カタカナ名だけを丸暗記するのではなく，英字綴りを確認することによって，化学構造の違いを知ることができるのだ。

薬名に残された開発のきっかけ

　ホモクロルシクリジンは，英字表記するとhomochlorcyclizineなので，ピペラジン系のはずだが，化学構造中にピペラジンはない。

　1947年にピペラジン環を有する抗ヒスタミン薬として見出された「シクリジン」を参考にして，1950年代初めに米国アボットで合成された。シクリジンの6員のピペラジン環が7員のジアゼピン環に替わり，塩素が加わった化合物なので，homo（「同じ，よく似た」という意味の接頭辞）＋ chloro ＋ cyclizineからhomochlorcyclizineと名付けられた。

　また，オロパタジンは，1980年代半ばに協和発酵工業によって合成された非鎮静性の第二世代抗ヒスタミン薬で，抗ヒスタミン作用とケミカルメディエーター遊離抑制作用の他，インターロイキン-6や8などのサイトカイン分泌抑制作用，血管内皮細胞における細胞接着分子の発現抑制作用，好酸球浸潤抑制作用などをもちあわせている。日本での発売は2001年と比較的新しい。英字表記するとolopatadineなので，ピペリジン骨格を含むはずだが，化学構造中には見当たらない。しかし，下図のように構造式を書き示すと，側鎖のメチルアミノプロピル基（灰色で塗った部分）がピペリジン環の代わりになっていることが分かる。

　ホモクロルシクリジンやオロパタジンのように，それ自身の化学構造を見ただけでは分からなくても，開発のきっかけとなったリード化合物の特徴（元はピペラジンやピペリジンをもっていた）が，きちんと名前の中に残っていて，その出自をうかがい知ることができるのは面白い。

ホモクロルシクリジン（左）とオロパタジン（右）

8 「そうじゃない」と訴える薬名

　日本では，否定的な意味として「×」印がよく使用され，「バツ」「バッテン」「ペケ」などと読まれる。両手の人差し指や腕を交差させて，拒否の意思表示をすることもある。道路標識では，「駐停車禁止」や「通行止め」のように，より強く禁止するときに使われている。

　「バツ」や「バッテン」は，罰あるいは罰点から転じたとの説が有力である。「ペケ」の由来については，江戸時代の末期に外国商館で売買手合わせが破談になった場合に，あっちへ行けという意味のマレー語「pergi」が用いられていたことや，中国語の「不可（発音：プゥークァ）」から転じたという説があるが，未詳である。

　一方，欧米で否定的な意味として用いられる記号は「✗（cross）」で，厳密には「×」とは異なる。我々日本人にはピンと来ないが，物事の良し悪しを評価するとき，良ければ「✓（tick）」，悪ければ「✗（cross）」をつけるそうだ。

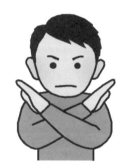

×の意味を含む薬名

　医薬品の名前にも，否定的な意味を込めた「×」が含まれているものがある。

　性ホルモン関連疾患の治療薬として用いられるブセレリン，ゴセレリン，リュープロレリン，ナファレリンは，性腺刺激ホルモン放出ホルモン（GnRH）の受容体刺激薬として作用し，下垂体前葉からの性腺刺激ホルモンの放出（release）を促すように働くことから，一般的な薬物の接尾辞-inを付した-relinが共通したステムとして語尾につけられている。

　GnRH受容体刺激薬の反復投与は，GnRH受容体の持続的な刺激による

受容体数の減少（ダウンレギュレーション）を生じ，性腺刺激ホルモンの分泌を低下させることができるため，子宮内膜症，子宮筋腫，閉経後乳癌ならびに前立腺癌の治療に用いられるようになった。

　しかし，投与開始時に下垂体-性腺系の刺激作用が認められること（フレアアップ現象）やダウンレギュレーションに至るまで長期間の投与が必要なことが欠点だった。そこで，速やかな性腺刺激ホルモンの分泌抑制をもたらすと期待されるGnRH受容体遮断薬の開発が求められた。

　その結果，1980年代後半にドイツのアスタメディカ社によって合成され，初めてのGnRH受容体遮断薬として実用化されたのが，セトロレリクスである。GnRHの受容体（receptor）に結合して効果を発揮するが，GnRH受容体刺激薬（ステム：-relin）ではない（否定を表す記号「×」）という意味で，cetrorelixと名付けられた（torをtroと替えた）。

　セトロレリクスに次いで開発されたGnRH受容体遮断薬のガニレリクスやデガレリクスにも，同じステムの-relixがつけられることとなった。

🐼 一文字に込めた強い主張

　エロビキシバット（elobixibat）は，2010年ごろにスウェーデンのアルビレオ社で合成され，回腸末端部の上皮細胞に発現している胆汁酸トランスポーター（IBAT：ileal bile acid transporter）を阻害することが見出された。IBATの阻害は，胆汁酸の再吸収抑制を生じ，大腸内に流入する胆汁酸の量を増加することで排便の促進をもたらす。日本では，慢性便秘症治療薬として2018年4月に発売された。その名に含まれる-xibatには，IBATを阻害（否定を表す記号「×」）するという意味が込められている。

　「×」。小さな一文字だが，そこから「そうじゃないんだ！」という大きな声が聞こえてくるようだ。

9 「ジル」と「バ」

　血管は，血液を全身にくまなく送り届ける通路となる管である。そして，血管壁には輪状方向に平滑筋が配列され，その収縮・弛緩反応によって血管径が縮小・拡大する。血管の収縮・拡張によって血流量が変化すると，体の機能維持に多大な影響をもたらすため，血管に作用して収縮または拡張させる医薬品は非常に多い。

「ジル」の盲点

　血管拡張薬は，英語でvasodilatorというので，ステムとしてジル（dil）をつけることとなっている。序章で触れたウラピジル（urapidil）はその代表例だ。

　ウラピジルと同じように，末尾にジルがついた薬には，アルプロスタジル（alprostadil），ナフトピジル（naftopidil），イフェンプロジル（ifenprodil），ニコランジル（nicorandil），ファスジル（fasudil），トラピジル（trapidil），ミノキシジル（minoxidil）などがある。

　ジルは，薬名の最後につくとは限らない。頭にジルがついた薬には，ジルチアゼム（diltiazem）やジラゼプ（dilazep）がある。

　また，気づきにくいが，途中にジルが入った薬として，ニプラジロール（nipradilol）やカルベジロール（carvedilol）がある。

　化学構造や標的分子などは異なるものの，いずれも血管拡張作用を発揮する点では同じであり，末梢循環障害，脳循環障害，高血圧，狭心症などの治療に広く用いられている。

　ただし，ジルがついていれば血管拡張薬とは限らない。たとえば，アルツハイマー型認知症治療薬のドネペジル，パーキンソン症候群治療薬のトリヘキシフェニジル，大腸刺激性下剤のビサコジルは，末尾にジルがついているが，血管拡張作用はもたない。

その理由は，英字を見れば納得する。donepezil，trihexyphenidyl，bisacodyl。そう，「dil」ではないから，vasodilationは起こさないというわけだ。「ジル」というカタカナ表記だけにとらわれないように注意が必要である。

🎭 バ（va）がもつ意味

一方，血管収縮薬（vasoconstrictor）に対しては，特にステムは定められていない。しかし，局所麻酔薬のうち，血管収縮作用を併せもつものを区別するのに分かりやすい命名の決まりがあるので，知っておくと便利だ。

リドカインなどの局所麻酔薬を使う時には，局所に停滞させるために，血管収縮薬を併用することが多い。局所に与えた麻酔薬が近くの血中に移行してしまうと，麻酔効果がすぐにきれてしまう上，麻酔薬が全身にまわってしまって副作用が起こる危険性があるためだ。過去には，虫歯治療後に小児が死亡した事件が報道され，局所麻酔薬の血中濃度上昇によって生じた低酸素脳症が死因とされた。手術に用いる時は，血管収縮によって出血が少なくて済むというメリットもある。

これに対して，1957年にスウェーデンのボフォース社で相次いで合成されたリドカイン類似の局所麻酔薬，メピバカイン，ロピバカイン，ブピバカインは，いずれも血管収縮作用を有していたことから，血管収縮薬を併用する必要がなくなった。その名前には，共通した語尾として，バカイン（-vacaine）がつけられた。血管収縮（vasoconstriction）作用を併せもつ局所麻酔薬（ステム：-caine）という意味である。

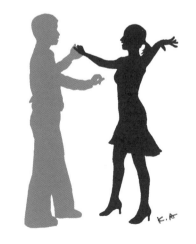

血管の拡張と収縮を表す「ジル（dil）」と「バ（va）」。軽快でリズミカルな音楽で踊る男女の映像が思い浮かぶのは私だけではないだろう。

10 「イブ」と「スタット」の微妙な違い

糖尿病性神経障害治療薬のエパルレスタット（epalrestat）の名前のうち，頭の"ep"は，効果・効能に相当する「糖尿病性神経障害（diabetic neuropathy）」を反映しているが，残りの"alrestat"にはどんな意味があるだろうか。

なぜ酵素阻害薬には stat がつくのか

エパルレスタットは，神経障害の原因と考えられるソルビトールを産生するアルドース還元酵素を阻害する。"alre"はaldose reductaseに由来し，"stat"は酵素阻害薬のステムである。つまり，エパルレスタットという薬名には，効果・効能だけでなく，薬理作用機序も反映されているのだ。薬理学を教える教員としての立場から，「エパルレスタットはいい名前をつけてもらったな」とつくづく思う。

ただし，さらに深く考えてみると，そもそも酵素阻害薬にはなぜ"stat"というステムが付されるのか気にならないだろうか。

通常「阻害薬」を意味する英語はinhibitorであり，たとえばゲフィチニブなどのチロシンキナーゼ阻害薬の名前には，tyrosine kinase inhibitorを短縮した-tinib（yをiに綴り替え）が接尾辞として付されている。ソラフェニブなどのRafキナーゼ阻害薬の名前には，Raf kinase inhibitorを短縮した-rafenibが付されている。同様にトラメチニブなどのMEKチロシンキナーゼ阻害薬には-metinib（MEK tyrosine kinase inhibitor）が，パルボシクリブなどのサイクリン依存性キナーゼ阻害薬には-ciclib（cyclin-dependent kinase inhibitor，yをiに綴り替え）が，ペガプタニブなどの血管新生阻害薬には-anib（angiogenesis inhibitor）が付されている。

その一方で，タンパク質分解酵素阻害薬のナファモスタット

(nafamostat)，HMG-CoA還元酵素阻害薬のプラバスタチン (pravastatin)，キサンチンオキシダーゼ阻害薬のフェブキソスタット (febuxostat)，ヒストン脱アセチル化酵素阻害薬

エパルレスタット

のボリノスタット (vorinostat)，エラスターゼ阻害薬のシベレスタット (sivelestat) などにはすべて"stat"が入っている。なぜ命名にあたり"ib"を選ばなかったのだろう。

語源で分かる微妙な違い

　タネを明かすと，スタット (stat) は，ギリシャ語で「立っている，立ったままの」を意味する"statos"が語源であり，「安定させる，調節・制御する」という意味を含んでいるのだ。バイメタルなどの膨張を応用したスイッチにより自動的に熱源を制御する温度調節装置の「サーモスタット」には，その意味が見事に込められている。

　阻害薬ではないのに，名前にスタットがつけられた医薬品もある。経口ファブリー病治療薬のミガーラスタット (migalastat) である。先天性代謝異常の1つファブリー病で不安定化したα-ガラクトシダーゼAに小胞体上で選択的かつ可逆的に結合して，そのリソゾームへの適切な輸送を"促進"する薬である。

　悪性腫瘍などで異常な働きをしている酵素はできる限り「抑え込む」必要があるが，体内で機能維持の役割を果たす酵素は，必ずしも阻害するのがよいとは限らず，「適切な調節」によって正常化することが必要なのだ。

　日本語では同じ「阻害薬」としか訳されていないのに，微妙な違いが「イブ」と「スタット」で使い分けられていることに気づくと，医薬品の命名の奥深さに感動さえ覚え，「もっと名前の意味を知りたい」と好奇心をかきたてられてしまうのは私だけではないはずだ。

紛らわしい名前を
区別するには

暗記が得意な方は「いちいち薬名の意味なんか考えなくても丸暗記すれば事足りる」とお考えのことでしょう。しかし，丸暗記だと，覚えたつもりの情報が間違っていても気づかない場合や，似たような薬名の取り違えを起こしやすくなります。薬名の取り違えは，薬剤師にとって致命的なミスとなるので，避けたいものです。

第5章は，薬名の意味を知っておくことは，薬名を正確に区別する上でも大切であるという観点でまとめました。

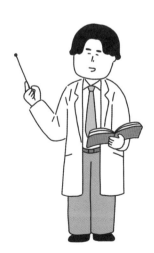

由来を知って
ヒヤリハット防止

　私が，医薬品の一般名を覚えるのに苦労している学生たちを助けようと思い立ち『薬名［語源］事典』を執筆したという話を，ある現役薬剤師の方にしたところ，「面白いですが，業務上は必要ないですね」と酷評をいただいた。少々ショックだったが，確かに毎日たくさんの処方箋を扱っておられる薬剤師の方々にとっては，いちいち意味なんか考えなくても薬名は自然と頭に入っていくものだろう。

　しかし，意味を考えずに丸暗記してしまうことは，非常に危険だと私は思う。「薬名の由来なんて知らなくても医療現場での業務には差し支えない」と考えている方に，ちょっと意識を変えてもらう話題を提供したい。

なぜ似たような一般名がつけられたのか

　近年，一般名処方の普及が進む中，「一般名類似による薬剤取り違え処方」が報告されている。医薬品医療機器総合機構 (PMDA) が2017年9月に発出した医療安全情報には，次の一例が紹介されている。

　『保険薬局が，一般名「一硝酸イソソルビド錠20mg」の処方せんを受付けた際，アイトロール錠を調剤すべきところ，「硝酸イソソルビド錠20mg」のフランドル錠と取り違え，調剤・交付した』

　この取り違えに対する防止策としてPMDAは「一般名が類似した薬剤が存在することに注意し，備考として先発品や代表的な後発品のブランド名を付記すること」を勧めているが，私はあまり賛同できない。追記するブランド名の間違えがさらに発生する可能性もあるからだ。そんな小手先の対策ではなく，「そもそも2つの薬の一般名がどうして似ているのか」を学習しておく必要がある。

　1930年代，米国メリーランド大学医学部の薬理学研究室では，糖尿病食としての代用炭水化物の合成研究が行われていた。その過程で偶然，降

圧作用と血管拡張作用を示す化合物が見出された。1分子のイソソルビド
に2分子の硝酸がエーテル結合した化合物であったので，英名は
isosorbide dinitrateと名付けられた。素直に和訳すれば二硝酸イソソ
ルビドになるはずだが，和名を決める時になぜか「二」をつけず，単に硝
酸イソソルビドとされてしまった。日本での発売は1963年。当時は類似
薬がなかったので，「わざわざ二をつけなくても平気」くらいに考えられ
ていたのだろう。

　しかしその後，（二）硝酸イソソルビドを経口投与すると，体内で脱ニ
トロ化されたisosorbide mononitrate＝一硝酸イソソルビドが生じる
ことが見出され，一硝酸イソソルビド自体も狭心症に有効であることが分
かった。さらに，一硝酸イソソルビドの方が，肝臓での初回通過効果を受
けにくい，消失半減期が長い，また肝機能による治療効果の差を生じにく
いという利点があったことから，1994年に一硝酸イソソルビドが日本で
発売された。つまり，本来「二」をつけるべき方に「二」がつかず，つける
必要がない方にわざわざ「一」をつけなければならなかったのは，前者の
方が先に開発されたからである。

　この印象深いエピソードを知っていれば，処方箋に記された「（一）硝酸
イソソルビド」を見た時，「あっ，アレだ！」と思い出し，きっと取り違え
はされないと思う。名前の由来を知ることは，その薬を深く理解すること
になり，ヒヤリハットの防止にもつながるのだ。

硝酸イソソルビド（左）と一硝酸イソソルビド（右）

2 ポビドン？ポピドン？

「薬名の間違いを無くすにはその由来を知ることが重要」ということを痛感した事例を紹介したい。新型コロナ感染症対策の1つとして吉村洋文大阪府知事が大々的に記者会見を開いて「新型コロナウイルスに効くうがい薬」と提案したことで話題となったポビドンヨードの件である。

「ポピドン」は間違い

念のため確認しておくと、ポビドンヨードに含まれるヨウ素は、酸化作用によりタンパク質を変性させるので、タンパク質を含むエンベロープをもったコロナウイルス（旧型・新型問わず）に直接与えれば、ウイルスが壊れるのは当然である。

吉村知事が引用した研究データは、口の中に新型コロナウイルスをもっている人にヨウ素入りのうがい薬を使ってもらい、口の中にあるウイルス量を調べたら実際に減ったというだけのこと。試験管の中でもできる実験を口の中で再現しただけに過ぎない。「だから何？」と言うしかなく、予防や治療の効果を議論するようなレベルの話ではない。

それよりも私が気になったのは、この発表を受けて各種報道機関から発表された記事に、ポ"ピ"ドンヨードという誤った呼び名が目立ったことだ。ネット検索ツールで調べたところ、正しい「ポビドンヨード」の入力で約112万件、誤った「ポピドンヨード」の入力で約78万9000件がヒットした。医師や薬剤師など専門家と見受けられる人が書いた記事でさえ、「ポピドン」が散見される。

ポビドンヨードは、1-ビニル-2-ピロリドンが重合した化合物ポリビニルピロリドンとヨウ素の複合体であり、実際に殺菌効果を発揮する本体はヨウ素の方である。ヨウ素などのハロゲンは、酸化作用により、細菌のタンパク質を変性することによって殺菌効果を示す。同じ原理で、抗ウイル

ス効果も示す。

　ヨード系の消毒液としては，ヨウ素をエタノールに溶かした「ヨードチンキ」が従来用いられてきたが，刺激性や毒性が強いため使用が限られていた。そこで，1952年に米国のヘルマン・A・シェランスキー (Herman A. Schlansky) は，ハロゲンとポリビニルピロリドンの混合物が毒性の少ない消毒液として使えることを発表。そのうちの1つ，ヨウ素とポリビニルピロリドンの錯化合物が，ポビドンヨード (英名：povidone-iodine) と名付けられ，実用化された。

ポビドンヨード

ポビドンのビはビニールのビ

　薬効の主体はヨードであり，ポビドンはあくまで添え物だから，その名前を間違えても問題にはならないかもしれない。しかし，そこには他の医薬品の取り違えにもつながる要因が含まれているため，どうしてここまで間違った呼び名が普及したのかを紐解いておく必要がある。

　第一の問題点は，多くの人が薬の名前を聞いたまま丸暗記していることだ。本書のタイトルが示す通り，薬の名前には意味がある。「ポビドン」は，polyvinylpyrrolidone を短縮してpovidoneと名付けられたものである。「ビニールのビ」と印象付けておけば，「ポ"ピ"ドン」と呼び間違えることはないはず。薬の名前に触れたら，常にその語源を気にして理解しておくべきである。やっぱり，丸暗記はだめだと思う。

　第二には，非常に紛らわしいことに，ポビドンヨードを含む医薬品の中に，「ポ"ピ"ヨドン」，「ポ"ピ"ラール」，「ポ"ピ"ロンガーグル」という販売名のものがあることだ。こうした商品を扱っているうちに，名前がすり替わってしまったのかもしれない。

　第三は，今のソーシャルメディアの問題だろう。誰かが間違った記述をしていても，その真偽を確かめないで多くの人がその情報を横流しするこ

chapter
5

とによって，あっという間に拡散する。これはフェイクニュースが形成される過程と本質的には変わらない。

　知事の発言に対する批判が多いようだが，そもそも名前の間違いに気づかない（確かめようとしない）者があれこれ語る資格はないな，というのが私の率直な感想だ。

3 丸暗記がまねく薬名の間違い

　「医薬品の名前の由来や意味を理解しておくことが大切」と私は訴えてきた。最近YouTubeチャンネルを開設し，あまり知られていない医薬品の一般名の由来を解説する動画の公開も始めた。

　私がここまでして，医薬品の名前の由来や意味にこだわってきた理由は3つある。

　第一に，単純に「面白い」からだ。この連載コラムにしろ，YouTubeチャンネルにしろ，知的好奇心旺盛なたくさんの方々が「へぇ，そうなんだ」と共感してくださっていることは，素直に嬉しい。この場を借りて，読者ならびに視聴者のみなさんに改めて御礼を申し上げたい。

　第二の理由は，カタカナだらけで無味乾燥な医薬品の名前を覚えるのに苦労している薬学生を助けたいからだ。本章でも繰り返し主張しているように，ただの丸暗記よりも，薬が誕生した歴史などと関連付けて薬の名前の意味を理解しながら覚えた方が，「忘れにくく」かつ「思い出しやすい」記憶をつくることができる。私自身が大学の薬理学の授業でこの記憶術を勧めており，多くの学生から好評を得ている。

　そして，第三の理由は，薬の名前の由来を知ることは「間違いを無くす」のに役立つからだ。今回はこのポイントを中心に話したい。

丸暗記がダメな理由

　現役の薬剤師として活躍されている方に私の思いを伝えても，なかなか共感してもらえないことがある。「別に薬の一般名の由来なんか知らなくても丸暗記で頭に入る」という意見も聞く。確かに，すんなり薬名を丸暗記できる方にとっては，「覚えてしまった薬の名前の由来を今さら知ったところで役に立たない」のかもしれない。

　しかし，大変失礼かもしれないが，そういう方ほど，知らぬ間に覚え間違いをしていたり，薬名の取り違えや書き間違いをしても気づきにくかっ

たりするのではないだろうか。

　前のコラムで取り上げたように，消毒薬の「ポビドンヨード」を，「ポピドンヨード」と間違って覚えていたという薬剤師は相当数いるようだ。私の周囲にも，そう告白してくれた方がいる。

　同様の例として，エパルレスタットをエパレルスタットと間違えている方も。アルドース還元酵素（aldose reductase）阻害薬なので「アルレ」になっているということを知ってさえいれば，絶対に間違えることはないはずだが……。

　パーキンソン病の治療に用いられる末梢性ドパ脱炭酸酵素阻害薬のベンセラジドをネットで検索すると，ベンセラシドと間違えている医療専門サイトなどが相当数見つかる。念のため解説しておくと，ヒドラジド（hydrazide）の構造を含む化合物なので，語尾が「ラジド」となっていることさえ知っていれば，間違えは避けられる。

　消化管運動改善薬のメトクロプラミドも間違えられやすい。抗不整脈薬であるプロカインアミドの誘導体の探索研究を通して，経口投与で強力な制吐作用を示すことが偶然見出された化合物で，メトキシ基（methoxy）と塩素（chloro）がついたプロカインアミド（procainamide）の誘導体であることから，metoclopramideと名付けられた。この由来さえ知っていれば，名前の語尾が「〜プラミド」となるのが当たり前に思えるのだが，薬剤師が作成したと思われる資料の中にメトプロクラミドという誤記を見つけたことがある。

　「自分は騙されないから大丈夫」と言う人ほど，全然大丈夫ではなく，詐欺にひっかかりやすいらしい。自分の弱点に気づいていないからだ。「丸暗記で事足りる」と思っていた読者の方が本書を読んで，「すでに覚えた薬の名前でも，間違いを生じないように由来を知っておこう」と考えを新たにしてくださったら嬉しい。

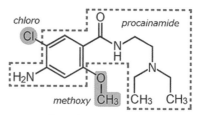

メトクロプラミド

4 一文字違いではない

医薬品の「一般名」は，「一般的名称」の略で，「化学名」と「販売名」の欠点を補うべく設けられたものである。日本では，1966年に日本薬事審議会医薬品特別部会の下部組織として医薬品一般名称調査会が設置され，日本の医薬品の一般的名称（JAN）を定めている。世界的に推薦される一般名としては，WHOの国際一般的名称（INN）があり，各国とも一般名を決定する際にINNをできるだけ取り入れるようにしているが，必ずしも一致しないこともある。

一般名決定の背景

新しく開発した医薬品の一般名を決めるにあたっては，すでにある他の薬名と重ならない，あるいは紛らわしくないものを申請者が選んで提案するため，そのまま受理されることが多いが，稀に認められないこともある。

たとえば，関節リウマチ治療薬のトファシチニブは，非受容体型チロシンキナーゼの1つであるヤヌスキナーゼ（JAK）を阻害することによって，炎症に関わるサイトカインの転写を妨げるので，開発段階においてはtranscription + tyrosine kinase inhibitor からtasocitinibと一般名がつけられた。

しかし，この名はいったん2010年にWHOに仮承認されたものの，その後，いくつかの既存薬と名前が酷似しているという異議申し立てがあり，最終的にtofacitinibに変更されたという経緯がある。

ラは同じラではない

ラニチジンとラフチジンは，名前が酷似しているため，取り違えが懸念される薬の組み合わせとして知られる。ラニチジンの方が先に存在し，ラフチジンが後に開発されたのだが，ラフチジンという名が申請された段階

で「取り違えが発生する可能性」はなぜ考慮されなかったのだろうか。その名前の由来を改めて考えてみよう。

　最初のヒスタミンH₂受容体遮断薬であるシメチジンは，シアノ基（cyano），メチル基（methyl），グアニジン（guanidine）を含むことから，ci-meti-dineと名付けられた。そして，H₂遮断薬に共通したステムとして～チジン（-tidine）が定められた。2番目に開発されたラニチジンは，フラニル基（furanyl）をもつことから，rani-tidineと名付けられた。その後，1980年代後半に富士レビオによって合成され，2000年に発売されたラフチジンは，ラニチジンと同様にフラニル基（furanyl）を含むが，ラニチジンにはないsulfinylacetamide基をもっているのが特徴なので，la-fu-tidineと名付けられた。

　もうお分かりだろう。「ラニチジンとラフチジンは一文字違いだから取り違えやすい」という説明自体が，理解不足による間違いなのである。「Ra」nitidineと「La」futidineは，英語発音ではまったく異なるので，おそらく国際的には問題とならないだろう。日本人がRとLの区別をするのが苦手なうえに，どちらも「ラ」のカタカナ表記で和名を定めてしまったのが失敗の元なのだ。

　ラニチジンとラフチジンのように一般名が酷似している組み合わせについては，パソコン上で薬名を入力しようとしたときに警告メッセージを表示するよう設定しておくなどの対策も考えられているが，1つ1つの薬名のなりたちを深く理解しておくことこそが根本的な解決につながるのではないだろうか。

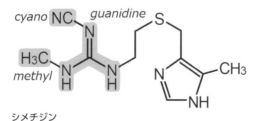

シメチジン

5 「ン」の一文字がもつ意味

　ジノプロストとジノプロストン。これは，薬理学を学ぶ学生たちにとっては，混乱しやすい薬の組み合わせのナンバーワンかもしれない。かつて第 96 回薬剤師国家試験に両者を含んだ問いが出題され，「酷似した組み合わせの薬物名を出題して受験生をひっかけようとするのは好ましくない」といったコメントを一部の薬学教員が発したほどだ。

　確かに，カタカナ表記で「ン」があるかないかにとらわれてしまうと，この 2 つの薬名は非常に紛らわしく感じてしまう。しかし，その由来を知れば，両者の相違点を的確に表した命名であり，むしろ親切であることに気づくはず。今回はそのカラクリを披露したい。

ある生理活性物質の発見

　米国の婦人科医ラファエル・クルツロック (Raphael Kurzrok) とチャールズ・C・リーブ (Charles C. Lieb) は，精液と子宮の関連を研究し，精液が子宮収縮に関与することを 1930 年に報告した。1934 年には，スウェーデンのカロリンスカ研究所のウルフ・スファンテ・フォン・オイラー (Ulf Svante von Euler) がヒツジの精嚢抽出液に同様の薬理活性があることを見出し，この活性物質をプロスタグランジン (prostaglandin) と呼んだ。この名がつけられたのは，前立腺 (prostate gland) から分泌されていると当初考えられたためであるが，後の研究により人体内の至るところで生合成・分泌されることが明らかにされた。

　プロスタグランジンの実体が判明するまでには時間がかかり，ようやく 1958 年にカロリンスカ研究所でスネ・カール・ベルグストローム (Sune Karl Bergström) が 2 種類のプロスタグランジンの単離に成功した。エーテルとリン酸ナトリウム液を用いて単離されたことから，ether の E，phosphate の F (ph の綴り替え) に由来して，それらはプロスタグランジン

E_1，プロスタグランジン$F_{1\alpha}$と命名された。ベルグストロームはさらに研究を続け，1962年には新たに6種類の主要なプロスタグランジン（E_2や$F_{2\alpha}$を含む）を単離した。プロスタグランジンの研究は，多くの科学者の興味を引き，大きく発展した。多彩な薬理作用を発揮することから，他領域の疾患治療薬としても応用された。

命名の背景を知れば間違えない

　ジノプロストは，プロスタグランジン$F_{2\alpha}$の医薬品としての一般名である。2つの二重結合をもったジエノイン酸のプロスタグランジンなので，di-enoic acid + prostaglandin から dinoprost と名付けられた。

　一方のジノプロストンは，プロスタグランジンE_2の医薬品としての一般名である。化学構造は，ジノプロスト（プロスタグランジン$F_{2\alpha}$）とほとんど同じで，唯一違うのは5員環部分が酸化されて11位がカルボニル基になっていることである。化学命名法では，-one（オン）という接尾辞を付すことにより，カルボニル基を含むケトンを表すルールになっているので，それに従えば，プロスタグランジンE_2は，ジノプロスト＋オン＝ジノプロストンになるというわけだ。

　なお，プロスタグランジン$F_{2\alpha}$の「α」は，5員環部分11位にある水酸基の立体配置がαであることに対応しているから，「ケトンじゃなく，OH基がα配置でついているのが，ジノプロストで$F_{2\alpha}$」と覚えれば間違いない。

　つまり，ジノプロストとジノプロストンは，定型的に命名されたものであり，その名が見事に体を表しているのである。そのことを知らずに，「学生をひっかけようとしている」とコメントした教員は恥ずべきであろう。学生たちには，命名の背景をきちんと教えてあげるべきである。

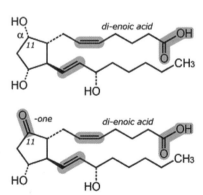

ジノプロスト（$PGF_{2\alpha}$）（上）とジノプロストン（PGE_2）（下）

6 ドーピングとドパミン

「9秒79」

当時大学院生だった私がテレビの生中継でこのタイムを見たときの衝撃は，今も鮮明に残っている。1988年のソウルオリンピックの陸上男子100m決勝で，カナダのベン・ジョンソン選手がたたき出した，驚異的な世界新記録だった。しかし，それも束の間，競技後の検査でジョンソン選手がスタノゾロールという筋肉増強ホルモン薬を使っていたことが判明し，世界記録と金メダルを剥奪されることになったというニュースを耳にしたときの衝撃は，それ以上に大きかった。

2015年2月には，ドイツで開催された柔道の世界大会に日本代表として参加予定だった女子選手2人が，競技前のドーピング検査にひっかかり出場停止になった。彼女たちは体調がすぐれないので，薬局で売っている風邪薬を飲んだそうだが，配合されていた鎮咳成分の「メチルエフェドリン」が対象薬物リストに入っていたため，アウトと判定されてしまった。

そもそもドーピングとは？

改めてドーピング (doping) の定義を確認しておくと，「スポーツや競馬の世界で成績を上げるために禁止薬物を使用したり，それを隠す」ことをさす。意図的でなく，うっかり禁止薬物を使用してしまった場合でもドーピングとみなされてしまう。また，禁止薬物リストの中には，安全性が確認されていて一般人なら何の問題もなく使える医薬品も含まれており，フェアプレー精神を求められるスポーツ選手の医薬品使用には厳しい制限が設けられていることに注意しなければならない。薬の素人であるスポーツ選手が自己管理することはほぼ不可能なくらい禁止薬物の数は膨れ上がっており，専門家としてアドバイスできる「スポーツファーマシスト」の役割がますます大きくなってきている。

「ドーピング」の語源となる「ドープ (dope)」には「麻薬」という意味がある。語源は諸説あるが，昔の儀式で用いられていた飲み物がdopと呼ばれたのが始まりとの説が有力だ。麻薬のタバコの煙で人を朦朧とさせたうえで盗みを働くことを，ドーピングと言っていたこともあるようだ。

化学構造に基づいたドパミンの命名

ドーピングになりうる薬の中には，陶酔感や多幸感を生じるものがあり，それらは脳内報酬系（具体的には腹側被蓋野から側坐核に至るドパミン作動性神経系）におけるドパミン放出を促す（参照：『大麻大全』，武蔵野大学出版会）。そして，ドーピングとドパミンは響きが似ているので，密接な関係があるように思えるが，実はそうではない。

ドパミン (dopamine) は，アミノ酸のチロシンを原料として，DOPA（ドパ）を経て生合成される神経伝達物質である。DOPAは，酵素反応によってチロシンに水酸基が1つ加えられてできる物質で，フェニルアラニン (phenylalanine) という別のアミノ酸に2つ (di-) の水酸基 (hydroxy) がついた化合物，つまりdihydroxyphenylalanineとみなすことができるので，これを略したDOPA（ドパ）が化学名として通用するようになった。そして，次段階の酵素反応によりドパから炭酸がとれて生成するアミンが，ドパミンに相当する（DOPA + amine）。つまり，「ドパミン」という名前は，化学構造に基づいてつけられたのであって，ドーピングにちなんだものではないのだ。

なお，医薬品としてのドパミンは，血圧上昇作用や心臓に対する陽性変力作用があることから，急性循環不全や失血性ショック時などの救命医療に欠かせない存在となっている。

ドーピングとドパミンの響きが似ているのは偶然であっても，つながりがあるように思えるのは私だけではないだろう。

DOPA（上）とドパミン（下）

chapter

6

開発ストーリーの中で
生まれた薬の名前

　どんな薬でも，どこからか自然に湧き出てきたわけではありません。先人の誰かが病気の人々を救いたいという熱意と創意工夫によって発見・開発したものです。研究者の優れた洞察力や発想力によって，当初のねらいとは違う形で使われるようになった薬もあります。レニン-アンジオテンシン-アルドステロン系に作用する多くの薬が開発される過程では，世界中の製薬会社の熾烈な競争もありました。

　第6章では，そんな開発ストーリーの中で生まれた薬名をまとめました。

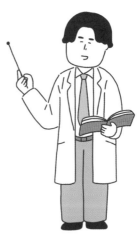

　地球環境保護のために排出ガスを減らす方策の1つとして普及してきた「ハイブリッド車」は，エンジンと電気モーターなど動作原理の異なる複数の動力源を搭載した自動車のことだが，もともと「ハイブリッド」という言葉は，「ブタとイノシシから生まれた子孫」すなわち「イノブタ」のことをラテン語で hybrida と呼んだのが始まりである。それが「違う種類のものが一緒になってできたもの」を広くさすようになった。

　異種交配で生まれた動物種の例としては，雄のロバと雌のウマの雑種である「ラバ」，トラの父とライオンの母から生まれた「タイゴン」，逆にライオンの父とトラの母から生まれた「ライガー」，さらに，ライオンの父とライガーの母から生まれた雑種は「ライライガー」と言うそうだ。

薬の世界もハイブリッド化へ

　薬の世界にも，ハイブリッドたちがいる。そして，親が誰なのか分かりやすい名前がつけられている。

　トコフェロールニコチン酸エステルは，その名の通り，トコフェロール（ビタミンE）とニコチン酸（ビタミンB_3の一種）を結合させたエステルで，1960年にエーザイによって合成された。単純に2種のビタミンを等量混合して与えた場合よりも，1つのハイブリッド化合物にしたことで，より安定で持続的な作用を発揮できるようになった。

　プログルメタシンは，1,4-ビス（2-ヒドロキシエチル）ピペラジンを挟んで，非ステロイド抗炎症薬の1つ「インドメタシン」と胃潰瘍治療薬の「プログルミド」を連結させたエステル化合物で，proglumide＋indometacin を短縮して proglumetacin と名付けられた。

　インドメタシンは強力な抗炎症作用を示すが胃腸管障害を起こしやすいという欠点があったため，イタリアのロッタ社において一連のインドメタ

シン誘導体が検討され，消化管障害の少ないプログルメタシンが1970年代半ばに見出された。インドメタシンのカルボン酸が保護されたプロドラッグなので，吸収される前の消化管内では無効で，体内で代謝されてプログルミドとインドメタシンに分かれ，インドメタシンが炎症を抑えるとともに，プログルミドが胃液分泌を抑制することで胃腸障害を防ぐ。主薬の効果を保ちつつ，副作用の軽減を1つの薬で達成できた成功例である。

　スルタミシリンは，メタンジオールを挟んで，ペニシリン系抗菌薬のアンピシリンとβ-ラクタマーゼ阻害薬のスルバクタムを連結させたエステル化合物で，sulbactam + ampicillin を短縮して sultamicillin と名付けられた。

　アンピシリンは，経口可能な半合成ペニシリン系抗菌薬として1960年代に開発され，感染症に広く用いられてきたが，耐性菌の出現が問題となった。耐性菌は，β-ラクタマーゼ（β-ラクタム環を加水分解する酵素）を産生し，ペニシリンやアンピシリンを失活させる。β-ラクタマーゼを不可逆的に阻害するスルバクタムをペニシリンやアンピシリンと併用すれば耐性菌を抑え込むことができると考えられた。しかし，スルバクタムは水溶性が高く，静脈内投与でしか使えなかった。

　そこで，アンピシリンとスルバクタムを一緒に経口投与可能とするため，1980年ごろに米国ファイザー社がスルタミシリンを考案・合成した。スルタミシリンは，経口投与により効率よく腸管から吸収された後，生体内で代謝されてアンピシリンとスルバクタムに分かれる。スルバクタムが耐性菌を不活性化してくれるおかげで，アンピシリンが本来の広く強い抗菌力を発揮できるようになった。

　創意工夫を凝らして開発されたハイブリッド薬は他にも多数ある。ご自分でも是非探してみてほしい。新薬開発のヒントになるに違いない。

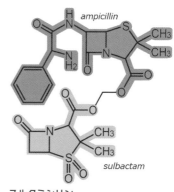

スルタミシリン

2 脇役から主役へ

「ハイブリッド化合物」は，それぞれ単独で使用する場合よりも，1つの分子にまとめることによって消化管吸収率の向上や薬効の増強，副作用の軽減が見込まれる場合には，そのメリットが大きい。また，親化合物の性質がある程度分かっているところから設計されるので，目的と結果が一致することが多い。しかし，中には予想外の結果がもたらされることもある。その一例として今回は，関節リウマチ治療薬または潰瘍性大腸炎治療薬であるサラゾスルファピリジンを取り上げる。

サラゾスルファピリジンの誕生と命名

サラゾスルファピリジンは，メサラジン (別名：5-アミノサリチル酸) とスルファピリジン (化学構造中にスルホンアミドとピリジンを含む抗菌薬) がアゾ結合した化合物なので，salicylic acid + azo + sulfonamide + pyridine から salazosulfapyridine と名付けられた。このハイブリッド化合物誕生のきっかけを作ったのは，スウェーデン初の女性教授となった医師のナンナ・スヴァルツ (Nanna Svartz) だった。

1930年代後半，スウェーデンのカロリンスカ病院でリウマチ担当となったスヴァルツは，リウマチが細菌感染によって起こるものと考え，当時開発されたばかりの合成抗菌薬スルファピリジンを治療に使おうとした。しかし，スルファピリジンは消化管から吸収されなかったため，スウェーデンのファルマシア社と共同研究を行い，5-アミノサリチル酸を結合させたスルファピリジン誘導体，すなわちサラゾスルファピリジンを作り，経口投与後にスルファピリジンの抗菌作用が体内で現れるように試みた。つまり，もともとスヴァルツは，薬効をもつ2種類の薬を組み合わせた「ハイブリッド化合物」を作ろうとしたのではなく，単に消化管吸収率を高めるためにスルファピリジンのプロドラッグ化を試みたに過ぎない。

５－アミノサリチル酸
（メサラジン）

サラゾスルファピリジン

　結果的に，サラゾスルファピリジンは経口投与でリウマチに効いた。その作用機序はまだ十分解明されていないが，その後の研究からリウマチは免疫異常によって起こる疾患であることが判明し，少なくとも抗菌作用によってサラゾスルファピリジンが効くのではないと考えられた。また，サラゾスルファピリジンという１つの分子として効果を発揮するのであって，分解されてスルファピリジンになったら抗リウマチ効果も失われることも分かった。さらに，スヴァルツは，研究を継続するうちに，潰瘍性大腸炎患者の一部にこの薬が有効なことに気づいた。そして，臨床試験を経て，サラゾスルファピリジンは潰瘍性大腸炎の治療薬として実用化された。日本では1969年に輸入が許可され潰瘍性大腸炎治療薬として先に普及した。関節リウマチ治療薬としての発売は1995年と遅れた。

　当初スヴァルツは，潰瘍性大腸炎の原因も細菌感染で，スルファピリジンの抗菌作用によって効くと考えたようだが，その後に判明したサラゾスルファピリジンの作用機序は意外なものだった。経口投与されたサラゾスルファピリジンは，腸に達すると腸内細菌の働きでスルファピリジンとメサラジンに分解され，メサラジンが大腸で起きている炎症を鎮めることが判明したのである。スルファピリジンの方は，大腸炎の改善に寄与しないばかりか，無顆粒球症などの有害作用の原因になる「邪魔者」であることも分かった。現在では，メサラジン単独でも大腸性潰瘍炎の治療が可能となった。単なるプロドラッグ化のための添え物だったメサラジンが，スルファピリジンと一緒に活躍するうちに，その真価を見出されたということだ。また，メサラジンが薬と認められたことで，サラゾスルファピリジンは「ハイブリッド」の一員となった。医薬品開発の歴史は本当に面白い。

3 災い転じて福となす

いきなりで申し訳ないが，私はやたら横文字を並べて話したがる人が嫌いだ。相手が知らない用語を使うことで，優位性を示そうという魂胆が見え見えだからである。本当に「デキル」人は，多くの人が馴染みのある平易な言葉を使って，分かりやすく説明することができる。「デキナイ」人ほど，横文字を使いたがる傾向がある。

ドラッグ・リポジショニングは新しい発想なのか？

医薬分野で，私がひっかかっている言葉の1つがドラッグ・リポジショニングである。まるで画期的な医薬品開発の新手法かのように紹介されていることもある。

すでにご存じの読者の方もいるかと思うが，ドラッグ・リポジショニングは，日本語では「既存薬再開発」とも訳され，すでに承認済みあるいは過去にある程度開発が進んだ医薬品について，別の疾患に対する有効性を見つけ出し開発を進めようという考え方である。いくつかの医薬品開発の過程を省くことができるため，新しい化合物を一から探索するよりも，開発の期間短縮ならびにコスト低減が期待できる手法とされる。

ただ，医薬品開発の歴史をたどると，この手法は1世紀以上前から行われてきたことで，とりわけ新しい発想というわけではない。多くの時間と経費をかけて見出した候補化合物が，何らかの理由で開発中止や販売中止に追い込まれたとしても，それを何とかカバーするために，最初の目的とは違う方向に転換させながら粘り強く開発を継続しようとするのは，ごく当たり前の発想だと思うし，自社で開発を断念した場合でも，その化合物の特許を他社に移譲して，役立ててもらおうとすることも少なくない。特別な用語をもち出して，ことさらアピールするほどのことではないというのが，専門家としての私の見解である。

再開発から生まれた画期的な薬「ミノキシジル」

　大学の薬理学の授業でも，医薬品開発の方向転換によって再開発された画期的な薬の話をすることがある。その一例がミノキシジルである。

　ミノキシジルは，1950年代に米国のアップジョン社で合成された。当初は，胃潰瘍治療薬の候補として研究されたが，動物実験の段階で期待した効果が認められなかった。その代わり，この研究過程で，ミノキシジルが強力な血管拡張作用によって血圧を低下させることが見出されたため，高血圧症の治療へ応用すべく方向転換が図られた。

　ちなみに，ミノキシジルは，アミンオキシド (amine oxide) の一種で，血管拡張 (vasodilation) 作用を有することから，minoxidilと名付けられた。

　高血圧症患者を対象とした臨床試験を経て，1971年にミノキシジルは，重症の高血圧症患者に対して2週間という限られた期間で使用するという条件付きで，米国食品医薬品局 (FDA) により承認された。しかし，ミノキシジルは，効果的に血圧を下げることができたため，多くの医師が，FDAが推奨する2週間を超えて患者に与えるケースが増えていった。そして間もなく，ミノキシジルを服用した患者の60〜80%が多毛症 (過剰な発毛) を生じることが報告された。

　発毛が起きることは，高血圧症治療時には「副作用」に過ぎない。しかし，脱毛症の人にとっては有益な作用とみなすこともできる。再開発をめざして外用製剤が開発され，脱毛症患者に対する臨床試験が1978年に始まった。10年後，ミノキシジルは，脱毛症の治療薬としてFDAに承認された。日本では，大正製薬が一般用医薬品として開発を行い，1999年から1%ミノキシジル含有の外用液を販売名「リアップ」として発売したのは，よく知られている通りである。

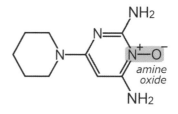

ミノキシジル

<table>
<tr><td>**4**</td><td># ヘビ毒が教えてくれた
酵素の形</td></tr>
</table>

　近年，技術の進歩により，酵素や受容体のX線解析からその三次元構造を推定し，コンピュータ上でそれらの結合部位に化合物を当てはめて新薬の分子設計を行う手法が展開されている。その先駆的な成功例である高血圧症治療薬の「カプトプリル」が開発された経緯を2回にわたって紹介したい。

カプトプリルの研究が始まる

　カプトプリルは，生体内で血圧を維持する役割を果たしている「レニン-アンジオテンシン-アルドステロン (RAA) 系」を抑えることで血圧を下げる。その礎となる研究は1898年に始まった。

　スウェーデン・カロリンスカ研究所のロベルト・ティゲルシュテット (Robert Tigerstedt) らは，ウサギの腎臓の抽出液に血圧を上げる物質が含まれていることを発見し，その物質をレニン（「腎臓の」を意味するrenalに由来）と命名した。しかし，後の研究で，レニンそのものには血圧を上げる作用はなかったことが分かった。レニンはタンパク質分解酵素であり，その働きによって切断されて生成される別のホルモンが昇圧物質の本体であることが明らかになった。

　具体的にその物質が探索された結果，1939年に米国のI・H・ペイジ (I.H. Page) が同定した物質をアンジオトニン (angiotonin) と呼び，アルゼンチンの生理学者エドゥアルド・ブラウン＝メネンデズ (Eduardo Braun-Menéndez) が同定した物質をハイパーテンシン (hypertensin) と呼んだ。その後1958年に，アンジオトニンとハイパーテンシンが同一物質であることが判明したため，両者を折衷したアンジオテンシン (angiotensin) という名前がその昇圧物質につけられた。

🐼 ACE 阻害薬の探索へ

1960〜80年代には，RAA系に含まれる酵素やホルモンの実体が次々と明らかにされていった。不活性型のアンジオテンシン I（アミノ酸10個のペプチド）から，昇圧作用を示す活性型のアンジオテンシン II（アミノ酸8個のペプチド）を生成するアンジオテンシン変換酵素（angiotensin-converting enzyme；ACE）も見つかった。

一方，1965年にブラジルの薬理学者セルジオ・エンリケ・フェレラ（Sérgio Henrique Ferreira）は，毒ヘビの一種であるハララカ（学名：*Bothrops jararaca*）の毒中に降圧物質ブラジキニン（アミノ酸9個から成るペプチド）の作用を増強する因子を発見し，ブラジキニン作用増強因子（bradykinin-potentiating factor；BPF）と名付けた。

その後，このBPFがACEを阻害することによってアンジオテンシン I からアンジオテンシン II への変換を妨げることや，ブラジキニンを分解する酵素キニナーゼ II がACEと同一であることが明らかとなった。そして，BPFのようにACEを阻害する薬は，昇圧物質であるアンジオテンシン II の生成を減らすとともに，降圧物質ブラジキニンの分解を防ぐことで，強力な降圧薬になり得ると考えられるようになった。

ハララカの毒液からは，何種類ものACE阻害活性のあるペプチドが見つかった。その中で，最も効果が高かったのは，テプロタイド（teprotide；SQ20，881）と名付けられたナノペプチドだった。しかし，ペプチドなので経口投与では効かず，治療薬にはならなかった。そこで，テプロタイドと同じ作用を示す合成ACE阻害薬が探索されることとなった。

ただし，多数の化合物の中から網羅的な活性スクリーニングを行うのでは効率が悪い。化合物が酵素を阻害するときには，酵素の活性中心に結合するはずだから，ジグソーパズルのように，酵素の形にぴったりはまる化合物を選んだほうが良いだろうと研究者たちは考えた。

そして，ヘビ毒から見つかったペプチドのうち「-Phe-Ala-Pro」という配列がACEの基質になることが分かったことから，ペプチド結合がACEの

活性中心で切断される様子が下図のように想定された。この構造モデルに基づいて「カプトプリル」の発見に至った経緯は，次回でお話しする。

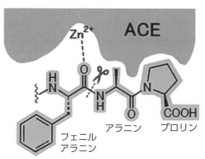

ヘビ毒の研究から想定されたアンジオテンシン
変換酵素の活性中心構造

5 | カプトプリルから カプトが消えた意味

前回お話ししたように，ヘビ毒から見つかったペプチドから，昇圧物質アンジオテンシンⅡの生成を担う酵素 ACE の活性中心の形が推定された。そして，その形によく合うと思われる化合物として，「2-メチルサクシニルプロリン」が選び出された。

化学構造に由来する命名

ACE の基質となるペプチドは，ACE の攻撃を受けて分解されてしまう。しかし，2-メチルサクシニルプロリンの場合は，ACE の活性中心に結合するが分解されない。なぜなら，アミド結合の窒素原子が炭素原子に置き換わっているからだ。分解されないで酵素の反応部位に長時間滞在するため，結果的に ACE の邪魔をすることが明らかになった。

さらに，ACE の活性中心には亜鉛イオンがあり，2-メチルサクシニルプロリンのカルボン酸部分の酸素と亜鉛が引き合うことで強く結合すると想定された。つまり，2-メチルサクシニルプロリンより強い ACE 阻害薬を作りたければ，酸素原子よりも強く亜鉛と結合する別の原子を導入すればよいと考えられた。

そこで白羽の矢が立ったのが硫黄 (S) である。硫黄原子と亜鉛原子は，硫化亜鉛として結晶をつくることから分かるように，とても相性のいい組み合わせだ。そこで，2-メチルサクシニルプロリンのカルボン酸部分をSH 基に変えた化合物が設計・合成された。これがまさしくカプトプリルであった。

カプトプリルという名前は，化学構造に由来する。ACE 阻害活性に重要な構造として，メルカプトプロパノイル (mercaptopropanoyl) 基を含むことから，captopril と名付けられた (y を i に綴り替え)。

カプトプリルは，2-メチルサクシニルプロリンの 1000 倍近く強力な

ACE阻害活性を示し，経口投与でも血圧を下げる効果を発揮した。米国で正式な医薬品として認められたのは1981年。日本では1982年に発売された。

　カプトプリルの成功にならって，同類の経口投与可能なACE阻害薬がその後たくさん作られた。アラセプリル，エナラプリル，リシノプリル，キナプリル，デラプリル，ペリンドプリル，イミダプリル，シラザプリル，トランドラプリル，ベナゼプリル……。ACE阻害薬の名前にはすべてステム（接尾辞）としてプリルがつけられることとなった。

　ちなみに，SH基の呼称メルカプト基は，mercurium captans（ラテン語で「水銀を捕らえるもの」という意味）を短縮したものである。SH基には様々な重金属と強く結合する性質があり，たとえば水銀中毒に対してSH基を含んだ薬物（ジメルカプロールなど）が解毒薬として用いられる。

　つまり，カプトプリルのカプトは，ACE阻害活性に重要な化学構造上の特徴を表しているので，ACE阻害薬のステムとして注目されるべきだと思われるだろう。しかし，なぜ「カプト」が削られ，「プリル」が残されたのだろうか。

　実は，SH基は，反応性にとんだ構造でもある。血圧を低く維持するために，持続的にACEを阻害しようとするときには，反応性が高く変化しやすいSH基をもっていることは，決していいことではない。事実，カプトプリルのSH基は体内で酸化されやすいため，薬の効果が長続きせず，安定した効果を得るには，1日に3回の内服が必要だった。また，SH基をもった薬は，副作用として発疹を起こしたり，味覚異常（金属のような

カプトプリル（左）とエナラプリル（右）

156

味がしたり，味覚がなくなるなど）を生じることがある。

　そのため，カプトプリルに続くACE阻害薬には，SH基の欠点を克服することが求められた。具体的には，SH基に他の構造を付加したものや，SH基以外で亜鉛との結合が強い化学構造に変えたものなどが作られた。いずれにしても，後に続くACE阻害薬はすべてSH基をもたないものが作られたので，「カプトプリル」から「カプト」を除いた「プリル」がステムとして選ばれたというわけである。

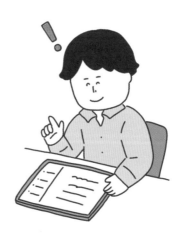

6 プロドラッグの長所と短所

　最初の ACE 阻害薬として実用化された「カプトプリル」は，新規機序の高血圧症治療薬として多大な貢献を果たしたものの，薬の効果が長続きしなかったり，副作用として発疹や味覚異常などが起こったりするなど，SH 基に起因する欠点があった。この問題点を解決すべく改良された第 2，第 3 の ACE 阻害薬が「エナラプリル」と「アラセプリル」であった。

「エナラプリル」の薬名はステムに由来

　エナラプリル (enalapril) は，1980年ごろ米国のメルク社によって合成された。エナラプリルの開発においては，SH 基を含むカプトプリルを改良するよりも，その原型であった ACE 基質トリペプチド（フェニルアラニン-アラニン-プロリン）の誘導体を改めて探索する戦略がとられた。結果的には，トリペプチドのプロリンとアラニンはそのまま残し，フェニルアラニンのカルボニル基の酸素をカルボン酸（酢酸）に置き換えた化合物に ACE 阻害作用が認められた。

　しかし，この化合物はジカルボン酸であり，消化管から吸収されなかったため，1 つのカルボン酸にエタノールを付加してエステル化した「プロドラッグ」が作られた。それがエナラプリルであり，薬名は，ethanol ＋ alanine ＋ -pril（ACE 阻害薬のステム）

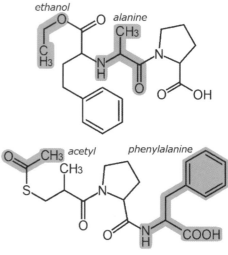

エナラプリル（上）とアラセプリル（下）

に由来する。エナラプリルは，それ自体ACE阻害活性を示さないが，消化管から吸収され，体内でエステラーゼにより分解されて薬効を発揮した。

エナラプリルはSH基をもたないので，発疹や味覚障害を生じなかった。「プロドラッグ」というアイデアが取り入れられたことは，経口投与後の活性体の血中濃度上昇が緩徐かつ持続的であるため，結果的に「服用回数が1日1回で済む」という利便性にもつながった。

🐼 第3のACE阻害薬「アラセプリル」

アラセプリル（alacepril）は，1980年ごろに大日本製薬によって合成された。カプトプリルで問題となったSH基は反応性が高いために様々な不都合を生じていたことから，SH基に酢酸をエステル結合させるとともに，消化管吸収率を向上させるためにプロリンのカルボキシ基にフェニルアラニンを結合させた化合物が，アラセプリルだった。その名は，phenylalanine + acetyl + captoprilに由来する。経口投与されたアラセプリルは，体内で脱アセチル化されてデアセチルアラセプリルになり，さらにフェニルアラニンが外れてカプトプリルになる。デアセチルアラセプリルとカプトプリルの両方にACE阻害活性があるため，持続的な効果が認められた。

カプトプリルの欠点を克服するための戦略が多少異なっていたものの，結果的にエナラプリルとアラセプリルは，ともにプロドラッグ化によって一定の成功を収めた。しかし，プロドラッグには，別の欠点があった。エナラプリルとアラセプリルは，いずれも代謝活性化にエステラーゼが必要であるが，エステラーゼの発現量には個人差があることが知られており，その発現および活性が低い人では薬効が現れにくいことが考えられた。

この新たな欠点を解消するには，SH基をもたず，プロドラッグではなく，それ自体で長時間効果が続く薬が見つかればいいのだが……。この話の続きは次回に。

7　彼方立てれば 此方が立たぬ

前のコラムの最後でふれた「SH 基をもたず，プロドラッグではなく，それ自体で ACE 阻害効果が長く続く薬」に相当する高血圧症治療薬とは何か。答えは「リシノプリル」である。

「リシノプリル」命名の背景

リシノプリルは，エナラプリルを開発した米国メルク社によって合成された。リシノプリルの化学構造を見ると，エナラプリルの代謝活性体（＝「エナラプリラト」）の構造が含まれている。エナラプリラトは，ACE 阻害活性を示すものの，ジカルボン酸であり消化管から吸収されない。ならば，ACE 阻害に

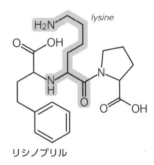

リシノプリル

必要な 2 つのカルボン酸部分をあえて残し，他の部分の化学構造を改変すればよいと考えられ，リシノプリルが合成された。具体的には，メチル基の先にプロピルアミン（-CH$_2$-CH$_2$-CH$_2$-NH$_2$）をつなげて，長い炭素鎖の形にした。

その結果，消化管からの吸収率が向上し，吸収後の血中濃度変化も緩やかで，効果が比較的長時間続いた。もちろんプロドラッグではなく，それ自体が ACE 阻害活性を示すので，代謝機能の個人差を気にしなくてよいことになった。なお，プロピルアミン基が増えたことで，エナラプリラトのアラニン部分がリシン（lysine）に置き換えられたとみなせる ACE 阻害薬（ステム：-pril）なので，lisinopril と名付けられた（y を i に綴り替え，発音しやすいように o を加えた）。

リシノプリルは，従来の ACE 阻害薬に対する優位性が期待されたものの，それなりの欠点も明らかになった。薬効を示すのに代謝が必要ないという

ことは，代謝機能の影響を受けにくいというメリットになる一方で，排泄機能の影響に注意しなければならなくなる。実際，腎機能低下患者では，リシノプリルが代謝されないまま排泄されずに蓄積するため，血中濃度が上昇してしまうという問題点が指摘された。

　経口可能なACE阻害薬として，SH基をもたないジカルボン酸体をそのまま利用できた薬は，結局リシノプリルだけ（日本での発売は1991年）であり，後続品は出ていない。すべてがうまくいく薬を見つけるのは本当に難しい。

🎩 ACE阻害薬の四天王

　現在までに日本で使用可能となったACE阻害薬は全部で12種類あるが，そのうちカプトプリル，エナラプリル，アラセプリル，リシノプリルの4つは，ここまで解説してきたように，異なった視点から大きな改良が試みられた特別な存在なので，個人的にはACE阻害薬の四天王と呼びたい。

　四天王は，それぞれ特徴をもっているが，1つだけ共通点がある。それは，原点のACE基質トリペプチドに入っていたプロリンの構造がそのまま受け継がれている点である。その意味で，先駆的な役割を果たした4つの経口ACE阻害薬は，プロリン型と呼べる。

　四天王以外の8種類のACE阻害薬が，それなりに個性を出すために残された道は，プロリン部分の構造を変えることくらいしかなかった。

　プロリンのピロリジン環がイミダゾリジン環（imidazolidine）に替わったのがイミダプリル（imidapril），テトラヒドロイソキノリン環（isoquinoline）に替わったのがキナプリル（quinapril，発音しやすいようにaが加えられた），オクタヒドロインドール環（octahydroindole）に替わったのがトランドラプリル（trandolapril；tarをtraに変え，発音しやすいようにlとpの間にaを加えた）といった具合である。

　これらはすべて，硫黄原子を含まないプロドラッグで，体内で活性代謝物のジカルボン酸体に変換されてACEを阻害する点では変わらない。1998年に発売されたペリンドプリル以降，同類の新薬は出ていない。

ゴール目前での逆転

　ACE阻害薬の登場は，高血圧治療に大きな変革をもたらしたが，代表的な副作用として「空咳」が問題になった。ACEは，降圧物質であるブラジキニンの不活性化に関わる酵素「キニナーゼⅡ」と同一であり，ACEの阻害が，気道を刺激するブラジキニンを増加させてしまうからだ。そこで，ACE阻害薬に代わって登場したのが，アンジオテンシンⅡ受容体拮抗薬（angiotensin Ⅱ receptor blocker; ARB）である。ARBは，アンジオテンシンⅡの作用を遮断するだけなので，空咳を生じない。

　ARBは現在の高血圧治療で中心的役割を果たす薬で，ほとんどの方がよくご存じと思うが，1970〜90年代にかけて日米欧で繰り広げられた熾烈な開発競争のことまで知っている方は少ないのではないだろうか。

武田薬品の基礎研究を源とする「ロサルタン」

　世界初のARBとして世に出たのはロサルタンであるが，その源流は武田薬品の基礎研究にあった。武田薬品は1970年代から降圧薬の基礎研究を開始し，当時はチアジド系とは異なる化学構造の利尿薬を求めていた。気相熱分解反応という独特な合成法によって得られた多数の新規化合物の中から，CV-2198という化合物が有望視された。さらに，摘出血管標本を用いたマグヌス実験で，CV-2198は，ノルアドレナリンやプロスタグランジン$F_{2\alpha}$による血管収縮には影響せず，アンジオテンシンⅡによる血管収縮のみを抑制することが分かった。かくしてCV-2198は，世界初の非ペプチド性ARBとなった。

　CV-2198より強力な利尿作用と抗アンジオテンシンⅡ作用を示す化合物を求めて，さらに多くの誘導体が合成され，そのうちCV-2973という化合物が1981年から臨床試験にかけられたものの，まったく無効であったことから，武田薬品におけるCV系化合物の研究は1982年に米国特許

を取得しただけで中止された。

　同じころ米国のデュポン社でも，非ペプチド性ARBの探索研究が進められていたものの，かなり難航していた。状況を打開しようと特許情報を調べていたデュポンの研究者が，武田薬品の特許書類に記されていたCV系化合物の1つCV-2961に目をつけた。デュポンでは，CV-2961を自社内で合成し薬理試験にかけたところ降圧作用が確認されたので，CV-2961をリード化合物とした合成研究を進めた。

ロサルタン

ロサルタンが世界で最初に ARB として実用化される

　最終的に，デュポンがビフェニルとテトラゾール基の導入により消化管吸収率と薬理活性を飛躍的に向上させることに成功し，1985年にロサルタンが誕生した。化学構造中に塩素原子(chloro)を含む選択的アンジオテンシンⅡ受容体拮抗薬(selective angiotensin receptor antagonist)なので，losartanと名付けられた。ロサルタンは，1994年にスウェーデンで上市され，世界で最初に実用化されたARBとなった。

　1989年のゴードン会議(世界的に広く知られている科学研究集会の1つ)で，デュポン社は，CV-2961を参照してロサルタンを開発したことをポスター発表した。この情報を得た武田薬品は，すぐさまCV系化合物の探索研究を再開した。しかし，この時点でスイスのチバガイギー社も同類薬の研究に参画しており，同年11月にバルサルタン(第1章の12「価値ある悪臭」参照)を見出した。バルサルタンは，1995年5月にドイツで上市され，2番目に実用化されたARBとなった。

　世界で最初にARBを発見したのに，実用化ではロサルタンとバルサルタンに後れを取ってしまった武田薬品に勝機は訪れるのか。次回へ続く。

9 広がる可能性

　世界で3番目に上市されたアンジオテンシンⅡ受容体拮抗薬（ARB）は，フランスのサノフィ社が合成・開発したイルベサルタンで，米国で1997年8月に発売された。9員のスピロ環（spiro）とブチル基（butyl）を含むARB（ステム：-sartan）なので，irbesartan と名付けられた（発音しやすいように e を加えた）。

武田薬品の思いが込められたカンデサルタン

　世界初のARBと言えるリード化合物群を発見した武田薬品が，最終的に自社開発のARBを上市できたのは，英国で1997年11月だった。イルベサルタンと僅差で，世界で4番目となった。

　1989年のゴードン会議でデュポン社が，ロサルタンを開発するにあたり，武田薬品のCV-2961を参照したことを発表したのを受けて，すぐさまCV系化合物の探索研究を再開した武田薬品は，CV-11974という有望な化合物を見出した。そして，ロサルタンを開発したデュポンより自分たちの方が先にARBを見つけていたという思いを込めて，candidate（候補）＋ -sartan（ARBのステム）を短縮したcandesartan（カンデサルタン）という名をこの化合物に与えた。

　1990年代初めにカンデサルタンの臨床試験が実施されたものの，経口投与では体内に吸収されにくいことが明らかとなったため，消化管吸収率を高めるためにプロドラッグ化が検討された。最終的には，他の医薬品のプロドラッグ化に利用したことがあったシレキセチル基（正式名：cyclohexyloxycarbonyloxyethyl，短縮形：cilexetil）が選ばれ，カンデサルタン シレキセチルが誕生した。粘り強く開発研究に取り組んだ武田薬品の研究チームに敬意を表したい。

注目が高まる ACE 阻害薬・ARB の有効性

　カンデサルタン シレキセチル以降，日本ではさらにテルミサルタン，オルメサルタン メドキソミル，アジルサルタンの3つのARBが発売され，治療の選択肢が広がった。このうち，テルミサルタンとアジルサルタンは，初期に開発された4つのARBに共通していたテトラゾール環をもたない。テルミサルタン (telmisartan) の名は，tetrazole + missing（「見当たらない」という意味）+ -sartan（ARBのステム）に由来し，まさにその構造上の特徴を反映している。

　こうして高血圧症の治療に一定の地位を確立したACE阻害薬とARBだが，最近さらにその有用性に注目が集まっている。今我々が苦しめられている新型コロナウイルス感染症 (COVID-19) との関連である。

　新型コロナウイルス (SARS-CoV-2) が感染するときに結合する分子の1つが，細胞表面に発現するアンジオテンシン変換酵素2 (ACE2) である。

　ACEは，アンジオテンシンIをアンジオテンシンIIに変換することで血圧上昇に寄与するが，ACEの相同体であるACE2は，8個のアミノ酸で構成されるアンジオテンシンIIから1個のアミノ酸を除いてアンジオテンシン (1-7) に変換する。ACE2には肺を保護する役割があること，アンジオテンシン (1-7) に心臓を保護する作用があることなども報告されている。

　SARS-CoV-2は，このACE2に結合して感染するだけでなく，ACE2の発現量を低下させることで呼吸器系や心臓にダメージを与えるのではないかとも考えられている。このため，既存のACE阻害薬やARBの服用はCOVID-19の重篤化をまねくと指摘した論文が発表される一方で，逆にACE阻害やARBを服用している人の方が重症化しにくいことを示す臨床データも報告されている。

　ACE阻害薬やARBの開発競争が再燃する日は，近そうだ。

Asp-Arg-Val-Tyr-Ile-His-Pro-Phe
ACE2によるアンジオテンシンIIの切断

10 取り巻きへの気配り

　「レニン - アンジオテンシン - アルドステロン（RAA）系」に関連した
アンジオテンシン変換酵素（ACE）阻害薬とアンジオテンシンⅡ受容体
拮抗薬（ARB）は，現在の高血圧症治療に欠かせない存在となっている。
しかし，RAA系にはネガティブ・フィードバック機構が存在し，アンジ
オテンシンⅡやアルドステロンがレニン分泌を抑えることで，RAA系が
過剰にならないようになっている。そのため，これらの薬によってアンジ
オテンシンⅡの生成が低下したり，その作用が抑えられたりするとネガ
ティブ・フィードバック機構が働かなくなり，かえってレニン分泌が亢進
されてしまうという不都合が生じる。

In silico 研究の先駆け

　RAA系全体を確実に抑制するには，その起点に位置する酵素レニンそ
のものを阻害すればよい。こうした発想から直接レニンを阻害する薬の開
発が1970年ごろから世界中で試みられてきたが，実用可能なものはなか
なか見つからなかった。しかし，1989年にカナダ・アルバータ大学のア
ニタ・R・シエレッキ（Anita R. Sielecki）らがX線結晶解析によりヒトの
レニンの立体構造を解明したことで，阻害薬を理論的に探索することが可
能となった。

　具体的には，レニンの三次元構造や電荷分布などをコンピュータで解析
して，酵素活性中心と基質の結合を阻害できる化合物を探索するというコ
ンピュータモデリングの手法が用いられた。いわゆる「*in silico*研究」の
先駆けとなった。

　ちなみに，"*in silico*"は，"*in vitro*"（試験管内で）や"*in vivo*"（生体内
で）などに準じて作られた造語である。コンピュータの半導体にシリコン
が使われていることから，米国カリフォルニア州北部のサンフランシス

コ・ベイエリアの南部で多数の半導体メーカーが集まっている地域を「シリコン・バレー」と呼ぶように，コンピュータ内で行われる研究を，*in silico*と呼ぶようになったというわけだ。

　酵素阻害薬に求められる条件はいくつかある。まず，本来の基質よりも強く酵素の反応部位にしっかりと結合しなければならない。また，強く結合しても阻害薬自体が分解されてはいけないので，酵素反応が進行しないような構造にしておかなければならない。*In silico* で選択された化合物について，*in vitro* で実際の酵素阻害活性を確認することで，レニンを効果的に阻害する化合物を見出すことはそれほど難しくない。しかし，経口投与可能とするためには，消化酵素で分解されない化合物でなければならない上，消化管から効率よく吸収されなければならない。数多くの候補化合物は，最後の *in vivo* 試験でこの条件をクリアできず，開発中止を余儀なくされた。

実用化された初のレニン阻害薬　「アリスキレン」

　そんな中，1994年にスイスのチバ・ガイギー社が合成したオクタンアミド化合物は，ペプチダーゼによって分解されず，消化管吸収率は低いものの，生体内に吸収された一部が強力にレニンを阻害することで，経口投与でもRAA系の抑制効果を発揮できた。これが，初のレニン阻害薬として実用化されたアリスキレンであった。

　その名前については，まず，腎臓 (kidney) から分泌されるレニンの活性を阻害する化合物 (直接的レニン阻害薬) に対して，kidney + renin + inhibitor から -kiren というステム (接尾辞) が決められた。そして，レニンの活性中心に存在する32位アスパラギン酸，34位グリシン，76位セリンなどと水素結合を形成して阻害すると考えられるので，aspartate + glycine + serine + -kiren から aliskiren と名付けられた (y を i に綴り替え)。

　ほとんどの医薬品は命名にあたり，自己アピールをしている。自分の周囲を取り囲むアミノ酸に気を配った薬は，アリスキレンただ1つである。

レニンの活性中心にあるアミノ酸（灰色箇所）
とアリスキレン

「自分が活躍できるのは周りのおかげ」という謙虚な声が聞こえてくるの
は私だけだろうか。

薬物療法の発展とともに
見る薬の名前

　今では，感染症や精神疾患に対する治療薬が使用可能となり，私たちを救ってくれていますが，細菌やウイルスといった病原体，精神をコントロールする脳のしくみなどが不明だったころには，そもそも薬で治すなんて不可能と思われていたに違いありません。未知の病気に立ち向かい，薬物療法の発展に貢献した先人たちの歩みを振り返ることは，さらなる未来の医薬の発展に向けて大きな示唆を与えてくれることでしょう。

　第7章では，そうした薬物療法が発展してきた歴史を交えながら，薬名の意味を解説します。

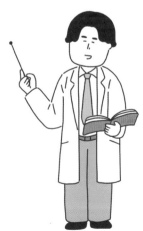

パーキンソン病治療の変遷

　パーキンソン病は，手の震えや動作・歩行の困難などの運動障害を伴う進行性の神経変性疾患である。難病ではあるが，他の神経変性疾患の場合は治療法がほとんどないのに対して，パーキンソン病ではたくさんの治療薬が開発され，患者の状態に応じた薬物療法がある程度可能になっている。パーキンソン病に用いられる治療薬がどのように発見・開発されてきたのかを知ることは，他の疾患に対する治療薬を開発する上での大きな教訓を与えてくれるはずなので，その歴史をたどってみよう。

病名「パーキンソン病」の由来

　パーキンソン病という病名は，英国の外科医ジェームス・パーキンソン（James Parkinson）に由来する。ロンドンで開業していたパーキンソンは，手の震えが徐々にひどくなって仕事ができなくなった庭師がいると聞き，他にも似た症状の者がいないか調べた。そして，同じような症状を示す6人の様子を長期間にわたり詳細に記録し，1817年に『AN ESSAY ON THE SHAKING PALSY（振戦麻痺に関するエッセイ）』という小冊子にまとめて発表した。しかし，この功績が評価される前に，パーキンソンは1824年に69歳で亡くなった。

　およそ60年後，パーキンソンの功績に気づき，「振戦」「固縮」「動作緩慢」「姿勢反射障害」を四大徴候とする特有の疾患を「パーキンソン病」と呼ぶことを提唱したのは，フランス・パリのサルペトリエール病院のジャン・マルタン・シャルコー教授（Jean Martin Charcot）だった。当時のフランスにパーキンソンの原著は1冊もなく，シャルコーは英国マンチェスターの図書館から取り寄せて読み，感銘を受けたという。

　パーキンソン病の治療の第一歩は，シャルコーの門下生であったドイツ出身のレオポルト・オーデンスタイン（Leopold Ordenstein）がベラド

ンナアルカロイドの一種ヒヨスチアミン（アトロピンの左旋性異性体）を
用いたことに始まる。

　オーデンスタインは，パーキンソン病の患者が流涎などの副交感神経興
奮様症状を呈することに注目し，副交感神経遮断薬を用いることを思いつ
いたようで，1868年にパリ大学に提出した博士論文の中でその有効性を
報告した。

🎩 トリヘキシフェニジルの導入

　副交感神経遮断薬であるベラドンナアルカロイドには長期連用に伴う副
作用などの欠点があったため，それを補う中枢性抗コリン薬の合成が各国
の製薬会社で試みられ，1949年には米国のアメリカン・サイアナミッド
社によってトリヘキシフェニジルが見出された。

　トリヘキシフェニジルは，シクロヘキサン環，フェニル環，ピペリジン
環という3つの6員環を含むので，tri（3つ）＋ cyclohexyl ＋ phenyl ＋
piperidinyl から trihexyphenidyl と名付けられた。レボドパが臨床に導
入されるまでの間，パーキンソン病に最も有効な薬物と位置付けられてい
た。

　パーキンソン病とドパミンの関連が注目されるようになったのは1957
年のこと。スウェーデンの神経精神薬理学者であるアーヴィド・カールソ
ン（Arvid Carlsson）によって，それまで単なるノルアドレナリンの前駆
体としか認識されていなかったドパミンが脳の神経伝達物質として働くこ
とが立証されたのである。

　1958年には，レセルピンの投与
によってドパミンを涸渇されたウサ
ギがパーキンソン病様症状を起こ
し，それがレボドパの注射で回復す
ることが示された。1960年ごろに
はパーキンソン病患者の線条体でド
パミン量が減少していることが明ら

phenyl

cyclohexyl

piperidinyl

トリヘキシフェニジル

かにされるとともに，オーストリアのヴァルター・ビルクマイヤー（元ド
イツ軍医）（Walther Birkmayer）がパーキンソン病患者にレボドパを静
脈内注射することで治療を試みた。1967 〜 1969年には，米国のジョー
ジ・コティアス（George Cotzias）が，量を少しずつ増しながら比較的
大量のレボドパを内服することで，パーキンソン症状が劇的に改善するこ
とを報告した。

　パーキンソン病の薬物療法が一気に進歩したストーリーの続きは，次の
コラムでお話ししたい。

2 引き立て役の進歩

前回取り上げたレボドパが主役級の役割を演じた映画がある。

日本では『レナードの朝』という邦題で1991年に公開された米国映画である。原作は，1973年に英国の脳神経外科医オリバー・サックス（Oliver Sacks）が実体験に基づいて書いた著書『Awakenings』で，1990年に米国で映画化された。

レポドパが改善したパーキンソン病の予後

物語の主人公であるロバート・デ・ニーロ演じるレナードは，少年の時に「嗜眠性脳炎」という病気にかかり30年間意識不明のままだった。レナードが入院した病院に，ロビン・ウィリアムズ演じるセイヤーという医師がたまたま赴任してきた。そのころ，パーキンソン病の治療薬としてレボドパが有効であることが報告され話題になっていたので，セイヤーはレナードにレボドパの投与を試みた。すると，ある朝レナードは，永遠に続くとも思えた昏睡から奇跡的に「目覚めた」。レボドパの投与を続け1カ月ほどすると，レナードは自由に話し，動けるようになった。しかし，その後症状は悪化し，薬を増量しても一向に改善することがなかった。

大雑把に言うとこんなストーリーであるが，レボドパの劇的な効果と限界が描かれている点は，当時の医療におけるレボドパの評価を反映していて，興味深い。

レボドパが使用可能になる以前は，パーキンソン病の発症から死亡まで平均7年くらいだった。しかし，レボドパの導入によって，予後が大きく改善された。1985年公開のハリウッド映画『バック・トゥ・ザ・フューチャー』の主演俳優として有名なマイケル・J・フォックスは，30歳の時にパーキンソン病と診断されたが，長年にわたり闘病を続け，60歳を超えた今も彼の出演作は人々に勇気を与えてくれている。

ただし，レボドパはあくまで対症療法薬であって，パーキンソン病の進行を食い止める効果はないので，服用し続ける必要がある。つまり，今度はレボドパの効果ができるだけ長期間にわたり安定して発揮されることが求められるようになってきた。そのための補助薬として貢献したのが，代謝酵素阻害薬である。

👓 カルビドパから続くパーキンソン病の薬物治療

　内服されたレボドパは，腸から吸収され血液脳関門を通って脳内へ移行し，ドパミン作動性神経細胞に取り込まれてドパミンとなり，低下したドパミンを補う役割を果たすが，脳へ移行する前の末梢血中で代謝酵素によってドパミンに変換されてしまうと，効果を発揮できなくなる。

　こうした背景から，前回のコラムで紹介した米国のジョージ・コティアスがレボドパの経口大量療法を検討する中で，米国メルク社が合成したカルビドパを併用するとレボドパの脳内移行が増加し，比較的少量のレボドパでも効果を得ることができることが実証された。カルビドパは，末梢性の芳香族アミノ酸脱炭酸酵素阻害薬(aromatic amino acid decarboxylase inhibitor)であるDOPA誘導体なので，carbidopaと名付けられた。

カルビドパ

　カルビドパに次いで，芳香族アミノ酸脱炭酸酵素阻害薬のベンセラジド(benserazide)，カテコール-O-メチル基転移酵素 (COMT) 阻害薬のエンタカポン (entacapone) やオピカポンが開発され，レボドパの効果を高める補助薬として使用可能になっている。ベンセラジド (benzene + hydrazide) とエンタカポン (E + nitro + diethyl-amino + cyano + propenone) は，化学構造に基づいて名付けられた。2020年に小野薬品から発売されたばかりのオピカポンは，オキサジアゾール環 (oxadiazole)

とピリジン環 (pyridine) を有するエンタカポン (entacapone) の誘導体なので，opicaponeと名付けられた (yをiに綴り替え)。

　アルツハイマー病などの他の神経変性疾患の治療が未だ手探り状態から抜け出せない中で，パーキンソン病の薬物治療は着実に進歩を遂げてきた。いつかレボドパを超える治療薬が登場することを期待したい。

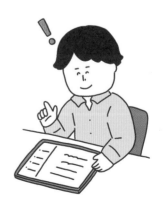

新型コロナより恐れるべき感染症

　明治時代から昭和20年代ごろまでの日本で，「不治の病」「悲劇の病」と言えば「結核」だった。徳富蘆花の代表作「不如帰」や堀辰雄の「風立ちぬ」では，結核に罹った薄幸の佳人が描かれている。

　俳人の正岡子規は，結核を患った自分を，血を吐くまで鳴き続けるというホトトギスに喩えて，ホトトギスの異称である「子規」を雅号とした。他にも，石川啄木，樋口一葉，竹久夢二，中原中也，瀧廉太郎などの芸術家も結核で亡くなっている。

　しかし，第二次世界大戦の前後に導入された予防接種，レントゲン診断，治療薬の普及などにより，結核による死亡者数は1947年の14万6241人をピークとして大きく減少した。とはいえ根絶されたわけではなく，近年の我が国における結核による死亡者数は毎年2000人を超えている。結核が今なお最も恐れるべき感染症の1つであることに変わりはない。

結核の歴史

　7世紀の中国で，頸部が連なって腫れた状態が「くだものの種（核）が連結したようである」とみなされ，結核という言葉が使われるようになった。一方，激しい肺出血に伴う喀血や窒息が特徴的な「肺結核」は，古くは「労咳」「肺労」と呼ばれ，「結核」とは別ものと考えられていたが，後にドイツの病理学者ヨハン・ルーカス・シェーンライン（Johann Lukas Schönlein）が実はそれらが同じものであることを明らかにした。結核の英名tuberculosisは，1839年にシェーラインが，「結節」を意味する「tuber」にちなみ，ドイツ語でTuberkuloseと呼んだのが始まりである。

　結核は主に結核菌（*Mycobacterium tuberculosis*）により引き起こされる感染症であり，現在の治療法の中心をなすのは，結核菌の増殖を阻害する抗結核薬である。

ストレプトマイシンが拓いた抗生物質の歴史とステムの誕生

1942年の米国細菌学会で，今の抗生物質につながるantibioticsという単語を初めて用いたのが，米国の生化学者，微生物学者セルマン・エイブラハム・ワクスマン（Selman Abraham Waksman）である。1944年にワクスマンは，米国ニュージャージー州の土壌に含まれていた放線菌の培養液中から新しい抗生物質を見出し，放線菌の学名*Streptomyces*に由来してストレプトマイシン（streptomycin）と命名した。

ストレプトマイシン

ストレプトマイシンは，ペニシリンが無効だったグラム陰性桿菌や結核菌にも強く作用したことから，最初の抗結核薬となった。その効果は劇的で，「魔法の弾丸」（百発百中で命中する弾の意味）とも評されたが，やがてストレプトマイシンが効かない耐性菌が出現し，私たちは単剤での治療の限界を知らされることになった。これ以降，*Streptomyces*属放線菌からは数多くの抗生物質が発見され，それらの名前にはステムとして-mycinがつけられることになった。

第二の抗結核薬となるパラアミノサリチル酸（略称：PAS）は，すでに19世紀末に合成されていたが，結核菌がサリチル酸を活発に代謝することをスウェーデンの化学者ヨルゲン・レーマン（Jörgen Lehmann）が発見したことをきっかけに，サリチル酸誘導体であるPASが結核に効くのではないかと考えられるようになった。1944年に初めてPASを経口投与された結核患者は劇的な回復を示し，ストレプトマイシンのような神経毒性もなかったことから，新たな結核治療の選択肢となった。

次いで，イソニアジド，ピラジナミド，エタンブトール，リファンピシ

ンなど，作用機序の異なる抗結核薬が登場し，多剤併用療法が可能となった。このうち，現在も標準的な治療薬と位置付けられている「リファンピシン」について，興味深い開発のエピソードがあるので，次回のコラムで紹介したい。

4 映画好きが見出した結核治療薬

　1957年にイタリアのレペチット社研究所のピエロ・センシ（Piero Sensi）とマリア・テレサ・ティンバル（Maria Teresa Timbal）は，イスラエルの微生物学者ピンハス・マーガリス（Pinhas Margalith）との共同研究で，南フランスの海岸沿いの町セントラファエルで採取された土壌サンプルに含まれていた放線菌 *Streptomyces mediterranei* から新しい抗生物質を発見し，リファマイシンと命名した。多くの抗生物質の名前は細菌の学名に由来しているが，リファマイシンの響きは細菌名に見当たらない。

映画のタイトルに由来する「リファマイシン」

　センシらは，1955年のフランス映画「Du rififi chez les hommes（邦題：男の争い）」がお気に入りで，研究段階からその新しい化合物をrififiという愛称で呼んでいた。これにちなんで，抗生物質の正式な最初の一般名をrifomycinとしたそうだ。その後，アミンであることが判明し，rif-"a"-mycinと変更された。

　ちなみに，起源となった細菌は，後の詳細な研究により再分類され，改名が繰り返された。まず1969年に，*Nocardia* 属に典型的な細胞壁を有することがレペチット社のJ・E・ティーマン（J.E. Thiemann）らによって報告され，*Nocardia mediterranei* と改名された。次いで1986年には，細胞壁にミコール酸を欠くことや，*Nocardia* 属ならびに *Rhodococcus* 属に感染することが知られていたファージに感染しないことが，米国ニュージャージー州立大学のM・P・レチェベリア（M.P. Lechevalier）らによって見出された。その結果，新たな細菌分類として *Amycolatopsis* 属が提唱され，この細菌は *Amycolatopsis mediterranei* と改名された。

　その後，*Amycolatopsis* 属の細菌がいくつか見つかり相違点が明らか

にされるうち，インドのデリー大学のS・バラ (S. Bala) らによってそれらの16SリボソームRNAが詳しく解析された。その結果，リファマイシンを産生する細菌株の遺伝子は，*Amycolatopsis mediterranei*よりも他の*Amycolatopsis*属細菌に近いことから従来の分類には適合しないと考えられ，2004年に*Amycolatopsis rifamycinica*という新たな学名が与えられ，現在に至っている。

　つまり，発見された抗生物質の名前が，元になった細菌の学名を変えてしまったというわけだ。

🔰 救世主リファンピシンの誕生

　発見当初のリファマイシンは，リファマイシンA〜Eの混合物だったため，各リファマイシンの分離が試みられたが，5種類のうち高純度で安定して単離できたリファマイシンBには活性が無かった。そこで，レペチット社は，不活性のリファマイシンBを化学修飾した誘導体から高活性のものを探索した。その過程で，リファマイシンBは水溶液にすると，酸化ならびに加水分解されて，高活性のリファマイシンSに変化することが明らかになった。リファマイシンSを還元したヒドロキノン型の誘導体はリファマイシンSVと命名され，静脈内投与で使える抗菌薬として実用化された。

リファンピシン

さらに，経口投与可能なリファマイシン誘導体を見出すべく，リファマイシンSVのヒドロキノン環の3位にホルミル基(-CHO)を導入した3-ホルミルリファマイシンSVをリード化合物として，その各種ヒドラゾン誘導体が探索された。その結果，経口投与で最も高い抗菌活性を示す化合物として発見されたのが，リファンピシンである。3-formylrifamycin SVを1-amino-4-methylpiperazineと反応させて合成された誘導体なので，rifa-cinにampiを挿入して，rifampicinと名付けられた。

　映画のタイトルに含まれる「Rififi」はトラブルを意味する言葉のようだが，そこから誕生した薬は，私たちの「救世主」になったというわけだ。

chapter

7

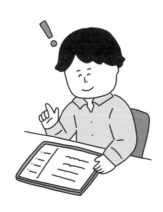

精神を変容させた石

　数多い医薬品のうち唯一，1種類の金属イオンだけで特定の疾患に効果を発揮するものがある。炭酸リチウムである。

　薬理学では，塩を言わないのが通例だ。たとえば，医薬品名が「ドパミン塩酸塩」でも，薬理学では単に「ドパミン」と言う。これにならうと，「炭酸リチウム」の場合，薬効を示すのはリチウム（正確にはリチウムイオン，Li^+）なので，薬理学上の呼び名は「リチウム」となってしまうのだが，元素名のみだと奇異なので，薬理学でも「炭酸リチウム」で通っている。

　原子番号3の最も軽い金属元素であるリチウム（lithium）の名は，「石，鉱物」を意味するギリシャ語のlíthosが語源とされる。

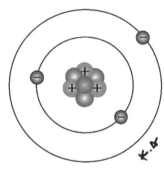

リチウムの原子構造

 リチウムの名付け親

　1790〜1800年にブラジルの化学者ジョセ・ボニファチオ・デ・アンドラダ（José Bonifácio de Andrada）は，スウェーデンを旅行中に，ウテ島で新しい鉱物を発見した。その鉱物は，破片が葉に似ていたので，「葉」を意味するギリシャ語petalonに由来して，「ペタライト（petalite）」と名付けられた。和名は「葉長石」で，近年はパワーストーンとしても知られ，「天使の石」という異名ももつ。

　スウェーデンの化学者ヨアン・オーガスト・アルフェドソン（Johan August Arfwedson）は，大学で法学や鉱物学を学んだ後，ストックホルムで知り合ったイェンス・ヤコブ・ベルツェリウス（Jöns Jacob

Berzelius) の研究室に通うようになり，そこで葉長石の分析を担当し，1817年に新しいアルカリ金属元素の存在を発見した。その新元素にリチウムの名を与えたのは，ベルツェリウスだった。

リチウムが初めて医療に応用されたのは，痛風治療が目的だった。試験管内の実験で，リチウムが尿酸結晶を溶解できたからである。しかし，患者の体内にたまった尿酸結晶を溶かすには中毒量のリチウムを与えなければならず，痛風に対する治療法としては確立しなかった。

当時は，過剰な尿酸が気分障害を起こすと考えられていた（尿酸による脳痛 "brain gout"）ため，1870 ～ 1890年代に医師であるデンマークのカール・ランゲ（Carl Lange）や米国のウィリアム・アレクサンダー・ハモンド（William Alexander Hammond）が躁病やうつ病の患者に投与して治療を試みたが，20世紀になると，「脳痛」という考え方が否定されたため，リチウム療法は忘れ去られた。

リチウムの復活

そんなリチウムが復活したのは，およそ50年後のことだった。

第二次大戦後間もないころ，オーストラリア・メルボルン大学の精神科医ジョン・ケイド（John Cade）は，躁うつ病の原因物質が患者の尿中に含まれていると考えた。そこで，尿中に含まれる尿酸の効果を確かめようとしたが，尿酸は水に溶けにくいため，水溶性の尿酸リチウムを用いて注射液をモルモットに投与したところ，おとなしくなることに気づいた。ケイドはこの効果が尿酸によるものであることを傍証するつもりで，炭酸リチウムを用いて同じ実験を行ったところ，やはりモルモットがおとなしくなった。つまり，尿酸ではなく，「リチウム」の薬効が再発見されたのである。その後，ケイドは，躁うつ病患者に炭酸リチウムを投与し，症状の改善を認めた。1949年のことであった。

奇しくも同年，米国では，高血圧症の減塩治療のために一般の食卓塩（塩化ナトリウム）の代わりに「塩化リチウム」を使用した4つの商品（Salti-salt, Milosal, Foodsal, Westsal）が発売され，それらを日常

的に摂取し続けた人々がリチウム中毒を引き起こすという社会問題が起きた。この事件をきっかけに，リチウムは危険な毒と認識され，ケイドによって再び灯されたリチウム療法の光は，また消えかかろうとしていた。

　しかし，炭酸リチウムの向精神作用を確信した一部の医師たちが，デンマーク，オーストラリア，フランスなどで臨床試験を続け，次第に説得力を増していった。そして1960年代以降，血中濃度モニタリングを導入することで安全に使用する方法が検討され，炭酸リチウムは躁病治療薬として世界各国で承認された。

　単一元素が，複雑な人間の精神をコントロールできるとは，何とも神秘的である。

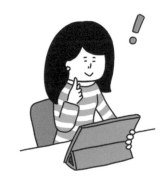

6 顔は似ているが性格は真逆

　1976 年に第 48 回アカデミー賞の作品賞をはじめ主要 5 部門を独占した米国映画「カッコーの巣の上で」（主演ジャック・ニコルソン）では，当時の精神病院で行われていた非人道的な患者の扱いが描かれた。事実 1950 年くらいまでは，頭部に通電を行うことで人為的に痙攣発作を誘発する「電気痙攣療法」や，大量のインスリンを注射し低血糖にしてショックを起こさせる「インスリン療法」などが行われていた。

　そうした精神科治療に大きな変革をもたらした 2 つの薬がある。クロルプロマジンとイミプラミンである。

クロルプロマジンが拓いた精神神経疾患治療の歴史

　歴史をさらに振り返ると，精神病は悪霊や悪魔のしわざとみなされた時代があり，とても薬でコントロールできるような対象ではなかった。しかし，前回取り上げた 1949 年の炭酸リチウムの向精神作用の再発見をきっかけに，精神神経疾患に対する薬物療法の道が拓かれた。

　1940 〜 1960 年代に見出された第一世代抗ヒスタミン薬の多くは，眠気などの中枢作用を生じやすかった。フェノチアジン系抗ヒスタミン薬のプロメタジンも同様であった。しかし，フランスの外科医アンリ・ラボリ（Henri Laborit）は，抗ヒスタミン薬による中枢抑制を副作用と考えるのではなく，安定した全身麻酔を得るための併用薬として応用することを思いつき，プロメタジンよりも強く中枢抑制作用を示すフェノチアジン誘導体を求めた。そして，フランスのローヌ・プーラン社でクロルプロマジンが合成され，1952 年 2 月にラボリが麻酔の併用薬（主に自律神経安定薬）としてクロルプロマジンを術前患者に投与した。またこのとき，精神を落ち着かせる効果があることが観察され，精神疾患治療にも有用である可能性が示唆された。

クロルプロマジンは，塩素 (chloro)，プロピル基 (propyl)，ジメチルアミノ基 (dimethylamino) を含む，代表的なフェノチアジン (phenothiazine) 系抗精神病薬なので，chlorpromazine と名付けられた。

　1952年3月にはラボリの共同研究者であったJ・アモン (J. Hamon) やJ・ドゥレイ (J. Delay) らが躁病性興奮患者や統合失調症患者にクロルプロマジンを投与する臨床研究を行い，繰り返し学会報告することでその評判はフランス全土に広まり，1953年の春までにはヨーロッパ中でクロルプロマジンが用いられるようになった。クロルプロマジンの精神科臨床への導入は，現在の日本における臨床試験の状況からは考えられないほどの速さで進んだと言える。

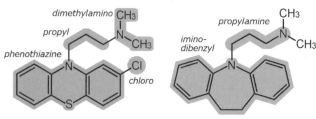

クロルプロマジン (左) とイミプラミン (右)

😃 イミプラミンの誕生とその命名

　一方，1948年にスイスのガイギー社で，イミノジベンジル環をもつ42個の誘導体が合成された。そのうちG-22150という化合物の薬理作用をスイスの精神科医ローランド・クーン (Roland Kuhn) が調べたところ，鎮静作用はないが精神を賦活させる作用があることが分かった。奇しくも同時期に，上述のクロルプロマジンが統合失調症治療への応用に成功したことから，クーンは，G-22150を精神疾患治療に応用しようとしたが，副作用が強かったため，代わりにG-22355が検討されることとなり，1956年に実際にうつ病患者に用いられて抗うつ効果が確かめられた。このG-22355こそがイミプラミンであった。

　イミプラミンは，イミノジベンジル環 (iminodibenzyl) の窒素にプロピルアミン (propylamine) がついた構造をもつことから，imipramine と名

付けられた。

　これらの発見が，その後次々と新しい抗精神病薬，抗うつ薬，抗不安薬が開発されるきっかけとなった意義は大きい。

　また，クロルプロマジンが精神活動を抑制したのに対して，イミプラミンは精神を賦活する効果を示した。しかし，両化合物の化学構造を見比べると非常に似ている。とくに側鎖 (プロピルジメチルアミン) はまったく同じであり，三環部分のわずかな違いが精神に対して異なる効果をもたらしていると考えられる点は，とても興味深い。

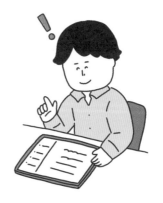

7 副作用と有害作用

　ある医薬系の会合に出席した時のことである，医薬品の副作用と有害作用の違いに議論が及んだ時に，医学部の先生から「"有害作用"などという用語は要らない。"副作用"で通じる」と言われた。非常に残念ではあるが，一般の方と同様に，医師は「副作用＝悪い作用」くらいにしか考えていないのだろう。

　「有害作用（adverse effect）」とは，発がん作用や催奇形作用など，どんな場合でも生体にとって不利益にしかならない薬の作用のことをさすのに対して，「副作用（side effect）」は，治療目的または使用目的に合っていない薬の作用をさしているのであり，有害か無害かは問題にしていない。副作用は必ずしも悪い作用ではないのだ。

学生が合成した抗ヒスタミン薬「ジフェンヒドラミン」

　このことを薬学部の学生によく理解させるために，私が薬理学の授業で例示する薬の1つが抗ヒスタミン薬のジフェンヒドラミンである。

　1910年に英国の脳科学者ヘンリー・ハレット・デール（Henry Hallett Dale）が生理活性アミンであるヒスタミンを単離して以来，多数の研究が行われ，1920年代にはヒスタミンの血管拡張作用と血管透過性亢進作用が蕁麻疹やアナフィラキシー反応と関連していることが明らかになった。

　ヒスタミンをターゲットにした薬物治療は，1930年代初めにイタリアの薬理学者ダニエル・ボベット（Daniel Bovet）が合成したピペロキサンという化合物に端を発する。フランス・パスツール研究所のアーネスト・フルノー（Ernest Fourneau）は当初この化合物がアドレナリンα受容体遮断薬であると解析したものの，その後の研究でヒスタミンによる気管収縮に拮抗することが分かった。世界初のヒスタミン受容体遮断薬（＝抗ヒスタミン薬）の発見であった。

これを契機に，抗ヒスタミン薬の合成研究が進み，1944年にメピラミン（別名：ピリルアミン）が合成されてから，花粉症やアレルギー性鼻炎，蕁麻疹などのアレルギー疾患の治療に広く用いられるようになった。

　現在日本で使用可能な抗ヒスタミン薬のうち，最も古いのが「ジフェンヒドラミン」である。米国シンシナティ大学のジョージ・リーベスクル（George Rieveschl）の研究室で抗ヒスタミン薬の合成研究が進められる中で，1943年フレッド・ヒューバー（Fred Huber）という学生がジフェンヒドラミンを合成し，リーベスクルが米国のパーク・デービス社に薬効解析を依頼したことによって，蕁麻疹やそう痒，鼻炎を適応として実用化されることとなった。ベンズヒドリル基をもつアミンで，ベンズヒドリル基には2つのフェニル基が入っているので，diphenyl + benzhydryl + amine からdiphenhydramineと名付けられた。

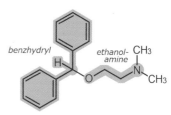

ジフェンヒドラミン

ジフェンヒドラミンの「役立つ副作用」から生まれた薬

　ただし，ジフェンヒドラミンには鎮静（眠気）を生じるという副作用があった。蕁麻疹の治療目的で服用した際に眠くなると，日中の活動の妨げとなることから，一見好ましくない作用である。しかし，「よく眠れない」という方が就寝前にこの薬を服用すると，よく眠れるようになるため，役に立つこともある。この発想の転換から商品化されたのが，一般用医薬品として売られている「ドリエル」である。睡眠改善薬として提供されているが，中身はジフェンヒドラミンに過ぎない。

　1947年に，米国のジョンズ・ホプキンス大学附属病院で，通院で蕁麻疹の治療を受けていた妊婦がジフェンヒドラミンを服用した日に車酔いをしなかったことから，ジフェンヒドラミンに乗り物酔い防止効果が見出された。現在一般用医薬品として売られている「トラベルミン」は，乗り物酔いの予防薬として提供されているが，主成分はジフェンヒドラミンである。

副作用は，目的を変えれば，役に立つ「主作用」にもなるのだ。単なる「悪い作用」というイメージで片付けてしまうのは，もったいない。医薬品を有効活用することが任務である薬剤師や医薬業界の方にとって，この考え方は必ず身につけておいてほしいことである。私はこれからも学生たちに，「副作用」という言葉の真意を伝え続けていきたい。

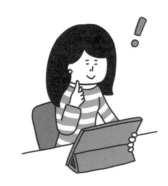

名前から紐解く薬の歴史

アスピリン，ペニシリン，アドレナリンなど，誰もが知っている
薬の名前については，改めてその意味を知る必要はないように思わ
れます。しかし，その名前がつけられた背景を調べていくと，薬が
生まれた当時の世界の歴史（人々の争いなど）が浮かび上がってき
ます。

第8章では，「名前に歴史あり」を強く感じることのできるエピ
ソードをまとめました。

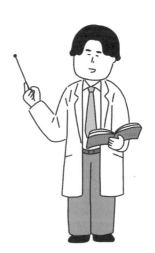

1 アスピリンは販売名？

　今回は，最も有名な医薬品の1つ「アスピリン」の名前についてお話ししたい。「なぜ今さらアスピリン？」と思われた方は多いに違いない。アスピリンにまつわるエピソードは既に多くの成書やウェブサイトで数えきれないほど紹介されているからだ。

　しかし，中には誤った内容が語り継がれてしまっているものや，情報が多すぎてどれが本当か分からないという面もある。そこで，専門家の立場から改めて情報を整理し，きちんと指南しておきたいというのが今回の狙いだ。

🎓 アスピリンとアセチルサリチル酸をめぐる混乱

　アスピリンは，理系の高校生が最初に学習する医薬品の1つで，化学Ⅱの「医薬品の化学」という単元で登場する。ただし，教科書には通常「アスピリン」という名前は書かれてない。アセチルサリチル酸という別名で紹介されている。

　一方，私が大学で行う薬理学の授業では，「アスピリン」で教えている。「高校のときに習ったアセチルサリチル酸のことです」などと，回りくどい補足説明をしなければならないので，少々面倒である。

　第5章の4「一文字違いではない」で，医薬品の「化学名」「一般名」「販売名」の位置づけを解説したが，この「アスピリン」と「アセチルサリチル酸」がどれに該当するのかに関しては，今もかなりの混乱が見られる。

🎓 第一次世界大戦が原因で一般名となったアスピリン

　その犯人は戦争である。

　1897年にドイツのバイエル社で化学者のフェリックス・ホフマン（Felix Hoffmann）が，サリチル酸と無水酢酸から「アセチルサリチル酸」

を合成することに成功した。同社は，1899年から解熱鎮痛薬として市販するにあたって「アスピリン」という名前を考案し，商標登録した販売名として使った。ご存知のように，アスピリンはよく売れ，世界的な薬となった。

　しかし，バルカン半島をめぐるオーストリア・ハンガリー帝国とロシア帝国の対立が火種となって1914年に第一次世界大戦が勃発し，同盟国だったドイツが敗戦した結果，その商標権は賠償の一環として連合国に取り上げられ，「誰もが自由に使ってよい医薬品名」つまり一般名として通るようになったというわけだ。

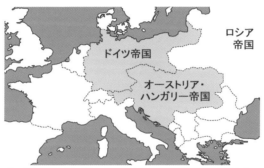

オーストリア・ハンガリー帝国とロシア帝国の対立が火種となって勃発した第一次世界大戦の結果が，薬名にも影響を及ぼした

　日本における医薬品の公定書である「日本薬局方」の第十八改正版には，「アスピリン」と「アセチルサリチル酸」が一般名の和名として併記されている。「アスピリン」の方が大きく太字で記され，「アセチルサリチル酸」は別名として小さめに記されているので，「アスピリン」の方を優先的に使用することが多い。私が授業で「アスピリン」と呼んでいる根拠もここにある。

　なお，ドラッグストアに行くと，ASPIRINと大きく表示された一般用医薬品の解熱鎮痛剤が売られているが，これは「バイエルアスピリン」という別の新たな商標をつけた製品という扱いになっている。

IUPAC 命名法で定められたアスピリンの化学名

　化学名のつけ方に関しては，できるだけ明確で統一したルールを定めようという多くの試行錯誤が繰り返され，現在では国際純正・応用化学連合 (IUPAC) が化合物の体系的な命名法として定めた IUPAC 命名法が，化学界における国際的標準として広く用いられている。ちなみに，IUPAC 命名法によるアスピリンの化学名は，2-acetoxybenzonic acid (2-アセトキシ安息香酸) である。

　となると，最初につけられた名前の「アセチルサリチル酸」は今や，一般名としても化学名としても 2 番手。もちろん販売名としては使えず，完全に立場がない。

　でも，そんな曖昧な立ち位置だからこそ，「アセチルサリチル酸」は，高等学校教育で採用してもらえたのだろう。高校生の諸君には申し訳ないが，何となく化学構造が想像できて，一般的な薬っぽい名前の「アセチルサリチル酸」が，もっとも差し障りなく，ちょうどよかったのかもしれない。

　紆余曲折あったものの，それぞれの名前が適材適所におさまったと言ってよいのではないだろうか。

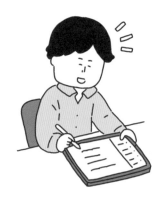

2 アスピリンが一般名に なった本当の理由

前回のコラムでは，本来商標名であった「アスピリン」が，一般名に転用されてしまった経緯を紹介した。そのきっかけは，第一次世界大戦におけるドイツの敗戦だったと述べたものの，実はもっと深い背景がある。

🎩 アスピリン発明者はＦ・ホフマンだったのか？

多くの書物では，ドイツ・バイエル社のフェリックス・ホフマンをアスピリンの発明者として紹介している。ホフマンは，父親がリウマチを患っていたことから，すでに知られていたサリチル酸の解熱鎮痛効果を失うことなく副作用の少ない代用薬の開発に取り組み，サリチル酸をアセチル化した「アセチルサリチル酸」を合成したというのが，多くの人が信じている逸話だ。しかし，実は，サリチル酸のアセチル化を試みたのはホフマンが最初ではない。

ホフマンがアセチルサリチル酸の合成に成功した1897年から溯ること44年前の1853年に，フランス・モンペリエ大学のシャルル・ジェラール (Charles Gerhardt) は，様々な酸無水物の合成と特性に関する研究の過程で，サリチル酸ナトリウムと塩化アセチルを混合してみたところ，激しい反応に伴って生じた化合物を得た。ただ実体が不明で，ジェラールはそれをサリチル酸無水物と呼んだ。

その6年後の1859年には，ドイツのヒューゴ・フォンギルム (Hugo von Gilm) が，サリチル酸と塩化アセチルの反応により得られた生成物を分析し，アセチル化されたサリチル酸であることを明らかにした。さらに，1869年には，ドイツのカール・クラウト (Karl Kraut) らが，ジェラール（サリチル酸ナトリウムから）とフォンギルム（サリチル酸から）の合成法を追試し，両反応で同じ化合物であるアセチルサリチル酸が得られると結論づけるとともに，その正しい化学構造を決定した。つまり，それ

に遅れてアセチルサリチル酸を合成したホフマンの業績は,「先人の手法を改良して,より確実な合成法に発展させた」だけに過ぎない。

また,「アセチルサリチル酸は世界で初めて人工合成された医薬品である」と評されることが多いが,これも誤りである。

同類の合成解熱薬でも,1897年よりも前に,サリチルアミド (1843年),アセトアミノフェン (1878年),アンチピリン (1883年) などが次々と合成され,既に臨床で用いられていた。

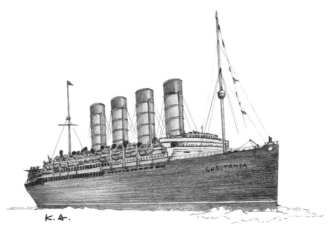

第一次世界大戦でドイツから攻撃を受けた英国の客船「ルシタニア号」

なぜ商標名のアスピリンが一般名となったのか？

バイエル社自身の医薬品開発の歴史は,1888年にフェナセチン (解熱鎮痛薬) を製造したことから始まっており,アセチルサリチル酸が初ではない。バイエル社が,自社の歴史に矛盾するような宣伝活動を展開したのだとすれば,それだけ「アスピリン」に賭けていた証だろう。

アスピリンに関する特許が米国で成立したのを受けて,バイエル社は米国に新工場を建設し,アスピリンの製造・販売を推進した。1914年に第一次世界大戦が勃発したが,当初米国は中立の立場をとっていたため,あまり影響はなかった。

ところが，1915年にドイツの潜水艦が英国の客船「ルシタニア号」を攻撃し，乗船していた米国人128名の命が奪われるという事件が起きたのをきっかけに，米国内に反ドイツの世論が巻き起こり，1917年に，ついに米国はドイツに宣戦布告した。そして，敵国ドイツの企業であるバイエル社が米国内で保有する資産から特許権ならびに商標に至るすべてが米国政府の管理下に置かれた。さらに，前回のコラムで紹介した通り，ドイツ敗戦後にこれらの権利は連合国軍に取り上げられ，「アスピリン」は一般名となった。

　実は，バイエル社は本国ドイツで「アスピリン」の特許を取得していない。もし，特許を取得できていれば，「アスピリン」という商標名は生き残ったに違いない。しかし，上述したように，「アセチルサリチル酸は既に1853年にフランスのジェラールによって合成されていた」との認識から，本国ドイツは特許を認めてくれていなかったのである。

　万事休す。その価値を出身地に認められなかったとは，何とも皮肉な話である。

3 人気者の宿命

前々回，前回と取り上げた「アスピリン」について，名前の由来を紹介しよう。

古代ギリシャ・ローマの時代から，ヤナギの樹皮に解熱作用があることは知られていた。近代になって，その有効成分の探索研究が進み，1830年にはフランスの薬学者アンリ・ルルー（Henri Leroux）が活性物質の分離に成功し，ヤナギの学名 *Salix* にちなんで，サリシン（salicin）と名付けた。

🐼 サリチル酸の命名

しかし，サリシンは非常に苦く，薬として利用できなかった。次いで1838年イタリアの化学者ラファエレ・ピリア（Raffaele Piria）が，フランスのソルボンヌ大学で，サリシンから無色の針状でない結晶を分離・精製した。これは，配糖体であるサリシンから糖がとれ，酸化された分解物だったため，サリチル酸（salicylic acid）と命名された。

後に，経口投与されたサリシンは体内でサリチル酸に変換されることや，サリチル酸に解熱・鎮痛作用があることも分かった。しかし，苦味こそ無くなったものの，サリチル酸は胃粘膜に対する刺激作用が強く，やはり薬として使えなかった。

そこで，ドイツ・バイエル社のフェリックス・ホフマンは，前回のコラムで述べた通り，1897年にサリチル酸をアセチル化したアセチルサリチル酸を合成し，動物実験で鎮痛作用を確認した。

🐼 「アスピリン」の「ア（a）」はどこから来たのか？

一方，サリチル酸が発見されるより少し前，1835年には，ドイツの化学者カール・レーウィッヒ（Karl Jacob Löwig）が，セイヨウナツユキソウ（当時の学名：*Spiraea ulmaria*）の花の揮発油から新しい酸を得て，

スピール酸（ドイツ語でspirsäure）と名付けた。しばらくの間，サリチル酸とスピール酸は別の物質と考えられていたが，1859年にドイツの化学者アドルフ・ウィルヘルム・ヘルマン・コルベ（Adolph Wilhelm Hermann Kolbe）がサリチル酸の合成法を確立することにより両物質の化学構造が決定され，同一物質であることが判明した。

　そこで，「サリチル酸」ではなく「スピール酸」という呼び名に着目して，バイエル社は「アスピリン」という販売名を考案したと言われている。ただ，「ア（a）」の由来に関しては3つの説がある。

　第一は，スピール酸の古い呼び名「acidum spricum」の頭文字の「a」に相当するという説。

　第二は，アセチル化（acetyl）の「a」に相当するという説。

　第三は，自然のセイヨウナツユキソウから抽出したものではなく，合成品であるということを強調するため，否定（〜ではない）を意味する接頭辞「a」を付したという説。

　どれが正しいかは，分からない。

　さらに付け加えると，一部のアスピリン製剤の添付文書では，スピール酸の起源植物の和名を「シモツケ」と紹介しているが，実のところこれは誤りである。

　スピール酸が発見されたのは，上述したように，学名 *Spiraea ulmaria* という花からであったが，今はこの学名は使用されておらず，植物学上の分類によって，現在は *Filipendula ulmaria* に学名が変更されており，バラ科シモツケソウ属のセイヨウナツユキソウ（英語名はMeadowsweet）に相当する。一方，変更前の *Spiraea* という学名は現在バラ科シモツケ属という別の植物に用いられて残っている。シモツケソ

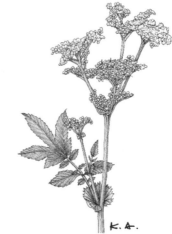

セイヨウナツユキソウ

ウは多年草，シモツケは落葉低木で，まったく別の植物である。そのため，スピール酸が発見された植物を「シモツケ」と誤訳してしまったのである。余談ながら，かつては日本薬局方の解説書にも同様の誤記が残っていたが，『薬事日報』のコラムを読んだ出版社の方から連絡があり，該当箇所の修正を依頼されたことは，とても感慨深い出来事であった。

　人気者の宿命か，医薬の専門家さえ混乱させてしまうくらい，アスピリンに関しては諸説が飛び交っているということだろう。

　抗生物質として非常に有名なペニシリンが発見された経緯をご存知だろうか。

　1920年代に英国の細菌学者アレクサンダー・フレミング（Alexander Fleming）は英国のセント・メリー病院の実験室で，細菌を研究するために培養を行っていた。しかし，片付けが苦手だったようで，1928年の8月に彼は黄色ブドウ球菌の培養皿をクリーンベンチの一角に積み上げたまま実験室を離れ，1カ月近く家族との休暇をとった。

　同年9月初めに実験室に戻った時，ある培養皿にアオカビが生えていて，その周囲だけブドウ球菌コロニーが消滅しているのに気づいた。彼はカビから分泌された物質がブドウ球菌の生育を阻止したと考えた。そこで，アオカビを液体培地に培養して，その培養ろ液に抗菌活性があることを確かめた。後にその物質が単離・同定され，ペニシリンという世界初の抗生物質になったと言われている。

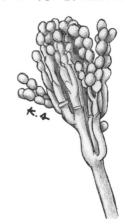

アオカビ

常識は真実ではない！？

　しかし，カビが作り出す抗菌物質として発見されたのは，ペニシリンが最初ではない。「世界初の抗生物質はペニシリン」が常識となっているが，常識とは「社会を構成する者が有していて当たり前のこととなっている，社会的な価値観や知識」に過ぎず，必ずしも「真実」とは限らない。フレミングが発見したペニシリンはその後の医療に大きく貢献したのは事実だが，その功績は大袈裟に評価されすぎていると思う。

　その理由は3つある。第一に，当時は世界的な戦争が繰り返される中で

多くの負傷した兵士が感染症にかかり，医師や科学者たちはその治療法に興味をもっていた。フレミングはその1人に過ぎず，極めて独創的な研究テーマに取り組んでいたわけではない。

　第二に，フレミングは1922年にリゾチームを発見・命名したと言われているが，リゾチームに相当する物質がトリの卵白に含まれることは1909年に先人が既に報告していた。フレミングは，風邪をひいた患者の鼻汁に抗菌効果があることを見出し，それがリゾチームによるものであることを突き止めたに過ぎない。さらに，その研究過程でブドウ球菌を培養し，そこに添加したものによって細菌の増殖を抑えるという実験を行っていたので，アオカビが生えた周囲で細菌の増殖が止まっているのを見たとき「リゾチームの時と同じだ」と語ったとも伝えられる。「普通なら見逃してしまいそうな現象を注意深い観察力で見極めた」といった美談は幾分誇張された話というわけである。

　第三に，フレミング本人はペニシリンの精製を試みたが，成功はしていない。現象の発見から10年以上が経過した1940年に英国の生化学者エルンスト・ボリス・チェーン (Ernst Boris Chain) とオーストラリアの生理学者ハワード・ウォルター・フローリー (Howard Walter Florey) が精製に成功し，医薬品としての実用化への道が開けた。第二次世界大戦中にはペニシリンが大量生産され，その真価が再認識されることとなった。フレミングは，1945年にノーベル生理学・医学賞を受賞しているが，共同受賞者となったチェーンとフローリーのおかげと言っても過言ではない。

　私は，フレミングの功績を否定したいわけではない。創薬は決して1人の力では成し得るものではなく，多くの研究者の連携によって完成するものであるから，特定の人物だけを美化して伝えるのはいかがなものかと言いたいだけである。

　念のためフォローしておくと，ペニシリンの名付け親はフレミングである。アオカビ（学名：*Penicillium*）から見出された物質なので，多くの医薬品の接尾辞である-in を付して，penicillin と名付けられた。なお，アオカビの学名 *Penicillium* は，「絵筆」を意味するラテン語の *penicillus* に

由来する。アオカビを顕微鏡で見ると，確かに絵筆のように見える。

　ところで，まだ，みなさんの心の中には「世界初の抗生物質がペニシリンじゃないとすれば一体何？」というモヤモヤが残っているに違いない。もったいをつけるようだが，その答えは次回に明かしたい。

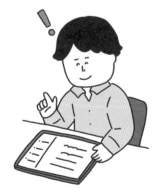

転身遂げた抗生物質のパイオニア

前回のコラムでは，世界初の抗生物質が有名なペニシリンではないと解説しておきながら，具体的に何なのかは明かさなかった。みなさんからお叱りを受ける前に，さっさと答えを言ってしまおう。正解はミコフェノール酸である。

 ## 忘れ去られた最初の抗生物質

1890年代初頭にイタリアの医学者バルトロメオ・ガシオ (Bartolomeo Gosio) は，腐ったトウモロコシからカビを採取し，*Penicillium glaucum* (現在の学名は*Penicillium brevicompactum*) と名付けた。1893年にはこのカビが抗菌活性をもつことを発見し，単離した成分が炭疽菌に有効であることを実証した。ペニシリンの発見より35年も早かったが，「真の最初の抗生物質の発見」は評価されることなく，忘れられていた。

1912年にこれを再発見したのは米国の科学者C・L・アルスバーグ (C.L. Alsberg) とO・M・ブラック (O.M. Black) だった。アオカビ属の真菌 (mycomycetes) が産生するフェノール酸 (phenolic acid) の一種なので，mycophenolic acidと名付けられた。そのシンプルな命名が，医薬の黎明期に誕生した薬であることをうかがわせてくれる。なお，フェノールは，ベンゼンの水素原子の1つがヒドロキシ基に置換された化合物で，フランスの化学者オーギュスト・ローラン (Auguste Laurent) がベンゼンのことをフェン (phène) と呼んだことに由来して命名されたそうだ。

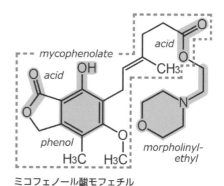

ミコフェノール酸モフェチル

ただし，ミコフェノール酸は，有害作用が強かったため抗菌薬としては実用化されず，その後60年近く再び忘れられてしまった。

🐸 ミコフェノール酸の再発見

　しかし，ひょんなことからミコフェノール酸は再々発見される。

　南アフリカの遺伝学者アンソニー・クリフォード・アリソン（Anthony Clifford Allison）は，マラリアへの遺伝的耐性に関する先駆的な研究を行ったことで知られる。1949年に大学院生だったアリソンは，オックスフォード大学の遠征プログラムに参加し，ケニア山周辺で人々の血液サンプルを収集したところ，鎌状赤血球の存在とマラリア感染に何らかの関連がありそうだと気づいた。その後研究を続け，鎌状赤血球遺伝子をヘテロにもつ人がマラリアに対する耐性を発揮することを1954年に発見した。

　1970年代になり，アリソンは，妻のエルジー・M・エウウイ（Elsie M. Eugui）と一緒に，小児の免疫不全を研究するうち，イノシンーリン酸デヒドロゲナーゼ（IMPデヒドロゲナーゼ，IMPDH）が自己免疫疾患や臓器移植に伴う拒絶反応に関与することを見出し，この酵素を阻害する化合物が免疫抑制薬として使えるというアイデアに至った。

　このアイデアに興味を示した米国のシンテックス社は，彼らを研究者として迎え入れ，免疫抑制薬の探索を進めた。その過程でミコフェノール酸がIMPDHを阻害することが明らかにされ，免疫抑制薬として白羽の矢が立ったのだ。

　ミコフェノール酸の毒性を軽減するとともに，消化管から吸収されて血液中に入る割合を高めることを目的として，モルホリニルエチル基（morpholinylethyl）を加えた誘導体が合成され，ミコフェノール酸モフェチル（mycophenolate mofetil）と名付けられた（phとyをそれぞれfとiに綴り替え）。日本では1999年に発売され，腎移植後の難治性拒絶反応の治療やその他の拒絶反応の抑制，ループス腎炎に用いられている。

　ミコフェノール酸が阻害するIMPDHは，プリン塩基のデ・ノボ合成の

律速酵素である。体内で免疫を担うリンパ球では，他の生体組織の細胞に比べてプリン塩基の供給がデ・ノボ合成に大きく依存しているために，ミコフェノール酸によって細胞内のGTPやデオキシGTPが枯渇することで，Tリンパ球およびBリンパ球の増殖が選択的に抑制されると考えられている。

　抗生物質界のパイオニアは，後輩に花をもたせて，別世界で見事に活躍していたというわけだ。

人類初の抗ウイルス薬とは

細菌感染症に有効な抗生物質や抗菌薬を手に入れた我々に対して，新たな敵が登場した。ウイルスである。そして，ウイルスを原因とする数多くの感染症に対抗すべく，我々人類は「抗ウイルス薬」を新たな武器として手に入れつつある。その歴史を紐解いてみたい。

ウイルスに関する最古の記述

細菌よりも微小な病原体，すなわちウイルスという存在を指摘した最も古い記述は，1892年ロシアの微生物学者ドミトリー・イワノフスキー (Dmitri Ivanovsky) によるもので，タバコモザイク病の感染性が細菌濾過器によって取り除かれないという報告だと言われている。

また，1898年には細菌学者であるドイツのフリードリヒ・レフラー (Friedrich Loeffler) とパウル・フロッシュ (Paul Frosch) が，ウシなどの家畜の口蹄疫の病原体を分離しようと試み，やはり細菌濾過器を通り抜ける存在であることを認め，ラテン語で「毒，植物の樹液，ねばねばした液体，強力な汁」を意味するvirusという言葉を使って，filterable virus (濾過性病原体) と呼んだ。その後，多種類のウイルスが次々と発見され，実体も明らかにされていった。

抗ウイルス薬「ビダラビン」の誕生

では，人類がウイルス感染症と闘うツールとして最初に見出した薬 (化合物) は何だろうか？　その答えには諸説あり，なかなか難しい。

私の知る限り最も古いのは，チオセミカルバゾン類がニワトリ胚およびマウスにおけるワクシニアウイルスの活性を抑えたという，米国スクイブ研究所のドロシー・ハムレ (Dorothy Hamre) らによる1951年の報告である。しかし，チオセミカルバゾン類は，宿主細胞に対しても大きな影

響を与え，副作用もかなり強いものであり，特異的抗ウイルス薬にはならなかった。

　現在日本でも使用されている抗ウイルス薬のうち，最古の歴史をもつのは，ビダラビンであろう。

　1951年に米国イェール大学のヴェルナー・バーグマン（Werner Bergmann）とロバート・J・フィーニー（Robert J. Feeney）は，カリブ海に生息する海綿動物Tethya cryptaから新規の2つのヌクレオシド（それぞれスポンゴチミジン，スポンゴウリジンと命名）を発見したと報告した。通常の核酸を構成するヌクレオシドの糖部分が2'-デオキシ-D-リボースやD-リボースであるのに対して，それら新規ヌクレオシドはD-アラビノースで構成されていた。

　これをヒントにして，1960年米国スタンフォード研究所のバーナード・ランドール・ベイカー（Bernard Randall Baker）研究室で，天然のアデノシンのD-リボースをD-アラビノースに代えた化合物，すなわち9-β-D-アラビノフラノシルアデニン（略称：Ara-A）が合成された。抗ウイルス（anti-virus）活性を有するD-アラビノース（D-arabinose）誘導体なので，一般的な薬物の接尾辞-ineを付して，vidarabineと一般名がつけられた。

　ビダラビンが，DNAウイルスである単純ヘルペスウイルス（HSV）

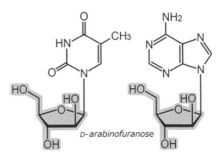

スポンゴチミジン（左）とビタラビン（右）

およびワクシニアウイルスに対して抗ウイルス活性を示すことが明らかにされたのは1964年であった。これにより，全身投与でヘルペスウイルス感染症に用いることのできる最初の治療薬となったというわけだ。

7 ホルモンの名前

　高校の「生物基礎」では，交感神経の神経伝達物質はノルアドレナリン，副腎髄質から分泌されるホルモンはアドレナリンと習う。しかし，私が大学で薬理学を学んだ時には，それぞれノルエピネフリン，エピネフリンと教えられた。

　ちなみに，日本薬局方では，戦後の第六改正から収載され，2001年の第十四改正までは「エピネフリン」と記載されていたが，2006年の第十五改正以降，「アドレナリン」に変更された。正確には，「アドレナリン」が大きく太字で書かれ，「エピネフリン」が別名として小さく付記されている。現在私が大学で薬理学の授業をするときには，もちろん「アドレナリン」と教えているが，ちょっと悔しいので「私が学生の時はエピネフリンと言っていたけどね」と添えている。

「アドレナリン」の発見をめぐる背景

　このドタバタ劇の背景には，日米間のちょっとした争いがあった。

　高峰譲吉は，江戸末期の1854（嘉永7）年に越中国高岡（現：富山県高岡市）に生まれ，後に化学を学んだ。1884年米国ニューオリンズで開催された万国博覧会に農商務省の事務官として派遣されたときに，後に妻となるキャロライン・ヒッチ（Caroline Hitch）と出会った。高峰が考案したウイスキーの醸造に日本の麹を利用するという技術に米国の酒造会社が興味を示し，その誘いもきっかけとなって1890年に渡米し，永住した。1894年には，それまでの酒造技術研究が礎となり，デンプンを分解する酵素アミラーゼの一種「ジアスターゼ」を産生する力の強い麹菌（カビ）を発見し，消化酵素剤「タカジアスターゼ」の開発に成功したことは有名である。

　高峰は「アドレナリンの発見者」と評されることが多いが，正確には違う。

1890年代半ばごろから，欧米では動物の「副腎」に，多くの研究者たちが興味をもっていた。副腎で産生・分泌される生体内物質に，血圧上昇作用や止血作用があるらしいことが分かってきたからだ。たとえば，1895年にポーランドの生理学者ナポレオン・ツィブルスキ（Napoleon Cybulski）は，動物の副腎抽出物を「nadnerczyna」と呼び，血圧を上げる効果があることを報告した。そんな中，高峰は，1900年にアドレナリンの「結晶化（単離）」に世界で初めて成功したのである。

　高峰を成功へ導いた要因はいくつかあった。

　まず，アドレナリンの研究は自ら思いついたことではなく，タカジアスターゼの開発で提携し信頼関係を築いていたパーク・デービス社からの要請に応じて始めたものだった。

　また，高峰が最初に居住したシカゴは，当時米国でも有数の肉製品の産地で，多数の食肉処理場が存在していたため，廃棄される家畜の内臓物が手に入りやすかった。

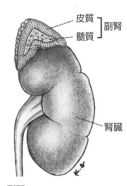

副腎

　さらに，当時ニューヨークにいた高峰の元を訪ね助手として働くことになった上中啓三は，東京帝国大学時代に長井長義教授から2年余にわたり直々に指導を受け，天然化合物の抽出技術に長けた研究者だった。実験を開始して半年もしないうちに長井直伝の方法であっさりと結晶を得たそうだ。

🎩 高峰譲吉は「アドレナリンの命名者」だったのか？

　高峰は「アドレナリンの命名者」とも言われるが，これも正確には違う。

　副腎（adrenal gland）で作られるホルモンとして発見されたため，「〜に関する」「〜から作られる」などを意味する接尾辞の-ineを付してadrenaline（正確には当初は"adrenalin"であったが後にeがつけ加えられた）と名付けられたのだが，この命名を考えたのは，高峰の友人ノートン・ウィルソン（Norton Wilson）であり，その提案に従って，高峰は特

許を申請したのである。

　私などが偉そうに評するべきではないのかもしれないが，高峰博士にまつわる数々のエピソードを知るたび，多くの人との「出会い」を大切にしてきた方なのだと，敬服の念にたえない。

　肝心の「ちょっとした争い」については，次回お話ししよう。

アドレナリンか
エピネフリンか

「アドレナリン vs. エピネフリン」の話を続けよう。

戦後の日本薬局方に収載するにあたり，「アドレナリン」ではなく「エピネフリン」という一般名が採用されたのは，米国からの圧力があったに違いないというのが私の結論である。

前回触れたように，1890年代半ばから，動物の副腎に含まれるホルモンを突き止めようという熾烈な争いが展開されていた。

「エピネフリン」は「アドレナリン」？

オーストリアの化学者シグモント・フレンクル (Sigmund Fränkel) は，副腎から抽出されたシロップ状の成分をスフィグモゲニン (Sphygmogenin) と呼んだ。ただ残念ながら純度が低く，化学構造を明らかにすることはできなかった。

年代順で言えば，次に与えられた名前がエピネフリンだった。これは米国ジョンズ・ホプキンス大学のジョン・ジェイコブ・エイベル (John Jacob Abel) がヒツジの副腎から抽出した物質に対して，副腎を表すギリシャ語 (Επινεφριδια→英文字に変換するとEpinephridia) にちなんで名付けたものである。ただし，エイベルが分離・精製したものは不純物が多く混ざっており，彼が発表したエピネフリンの化学式は，後に高峰譲吉らが明らかにしたアドレナリンのものとは違っていた。

オーストリアのオットー・フォンフュルト (Otto von Fürth) は，1897年から精力的に副腎成分に関する論文を発表し続け，1900年に出した3番目の論文でスプラレニン (suprarenin) と呼んだ。ラテン語でsupraは上に，renは腎臓を意味する。

そして，最後に結晶化に成功し，正しい化学構造も明らかにした高峰らがつけた名前がアドレナリンだった。

英国を始めとする欧州の薬学会は，高峰が発表した「アドレナリン」が正式な副腎由来のホルモンだと認め，現在に至るまで「アドレナリン」という呼称を使い続けている。エピネフリンは，あくまで間違った化学構造で記された別の物質という扱いである。

米国は認めていない「アドレナリン」の名称

　しかし，米国で「薬理学の父」とまで呼ばれたエイベルは，日本からやってきた高峰が自分を出し抜くような発表をしたことが相当癪に障ったらしく，学術誌『サイエンス』に記事を寄せて，「高峰はエイベル研究室のエピネフリンの製法を盗み，それに化学処理を施したのがアドレナリンである」と訴えた。それ以来，米国では学術用語として「アドレナリン」を使うことを認めていない。

　敗戦国となった日本が，戦後の薬局方に「エピネフリン」と書かないわけにはいかなかったのだろう。それ以来，「エピネフリン」という呼称が通るのは，北米と日本だけとなった。私自身も，海外の学術雑誌に論文を投稿することがあるが，欧州系を中心としたほぼ世界中の雑誌ではadrenalineで通用するのに，北米系の雑誌だけはepinephrineと記すことを要求するので，いつも面倒だなと感じてきた。

　このおかしな状態がやっと正されたのが，「アドレナリン」と収載された2006年の日本薬局方の第十五改正だったというわけである。

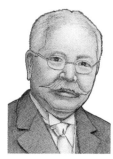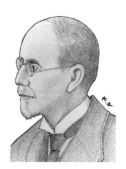

高峰（左）とエイベル（右）

国によって違う薬名あれこれ

　「所変われば品（薬名）変わる」の例は，他にもある。

　最も汎用されている医薬品の1つ，解熱鎮痛薬のアセトアミノフェン（日本と米国における一般名）は，慣用化学名のpara-acetaminophenolの中央部分だけをとってacetaminophenと名付けられたものだが，英国を始め海外ではpara-acetaminophenolの真ん中を抜いてparacetamol（パラセタモール）という一般名を用いているところが多い。他には，麻薬性鎮痛薬のpethidine（英国，日本）とmeperidine（米国），気管支拡張薬のsalbutamol（英国，日本）とalbuterol（米国），経口抗糖尿病薬glibenclamide（英国，日本）とglyburide（米国）などがある。

　つまらないメンツなど捨てて，「伊予に吹く風は讃岐にも吹く」としてほしいものだ。

9 温故知新

　私が大学生の時に習った薬理学では，中枢神経抑制薬と言えばバルビツール酸系薬と相場が決まっていたように思う。20世紀のうちに2500以上のバルビツール酸系薬が合成され，そのうちおよそ50品目が最終的に臨床で使用されたという。特に1920年代から1950年代半ばまでは，鎮静薬，催眠薬として実質的に用いられた唯一の薬だった。また，抗てんかん薬としての有用性も認められた。

　そんなバルビツール酸系薬も今では同じ薬効分類に含まれる他の薬におされ，すっかり影が薄くなっている。いま私が大学で行っている薬理学の授業では，他の薬も説明する必要があるため，バルビツール酸系薬を10分程度で流さざるを得ないのが実状だ。

　しかし，1950年代以降に次々と開発されていった中枢神経抑制薬の後輩たちにとって，バルビツール酸系薬が果たした役割は大きく，忘れてはならない存在だと思う。今回のコラムでは，そんなバルビツール酸系薬に敬意をこめて，その歴史を振り返っておきたい。

現代まで続くバルビツール酸系薬の歴史

　バルビツール酸の誕生日は1864年12月4日である。ドイツの化学者アドルフ・フォン・バイヤー (Adolf von Baeyer)（元の名はヨハン・フリードリッヒ・ウィルヘルム・アドルフ・バイヤーで，1885年の50歳の誕生日に貴族を世襲し改名した）が，尿素とマロン酸を縮合させて，マロニル尿素の合成に成功し，この新しい化合物をbarbituric acidと名付けた。

　その名前の由来には3つの説がある。第一は，バイヤーの友人の名前バーバラ (Barbara) にちなんだという説。第二は，得られた化合物の結晶がトゲのある (barbed) 形状だったので思いついたという説。

　そして第三は，バイヤーが合成に成功した日，砲兵将校がよく集う居酒

malonic acid + urea → barbituric acid（バルビツール酸）

屋に出向いて自分の発見を喜び，祝杯をあげたその日がちょうど守護聖人バーバラ (St. Barbara) の祝祭日であったという説である。

　いずれにせよ，barb (ara) とureaの組み合わせから，barbituric acid (和名：バルビツール酸) と命名されたことは明白だ。

　その後，フランスの化学者エドゥアール・グリモー (Édouard Grimaux) がバルビツール酸の合成法を改良し，1879年に完成させた。これをきっかけとして，数多くのバルビツール酸誘導体の開発が可能となった。

　1881年には，ドイツのM・コンラッド (M. Conrad) とM・グスツァイト (M. Guthzeit) が，バルビツール酸をヨウ化エチルで処理して5,5-ジエチルバルビツール酸を合成した。その薬理作用は，ドイツの薬理学者ジョセフ・フォン・メーリング (Joseph von Mering) と，バイヤーの助手として8年間働いた経験があった化学者ヘルマン・エミール・フィッシャー (Hermann Emil Fischer) によって明らかにされ，1904年にドイツのメルク社とバイエル社から催眠薬ベロナール (Veronal) として発売された。その販売名は，フィッシャーがイタリアのベローナ (Verona) 山近くで休暇を取っていたときに思いついたそうだ。

　フィッシャーらの研究グループはその後，多数のバルビツール酸誘導体を合成した。そのうち1911年に合成されたのが，最も有名なフェノバルビタールである。効果が長く持続し，抗てんかん薬としても有用で，フェニトインが登場するまでのおよそ25年間は，ほぼ市場を独占したが，1960年代になってベンゾジアゼピン系薬が登場すると，安全性の面から取って代わられた。

バルビツール酸系薬の歴史のページは，まだ終わっていない。近年の研究から，溶血性黄疸におけるビリルビンの肝輸送を改善する効果や，外傷性脳損傷の治療における有用性を示唆する報告がなされている。バルビツール酸から我々が新たに学べることは，まだまだありそうだ。

終わりに

　薬の名前にまつわるコラムを『薬事日報』に寄稿することが決まり，『薬名 [語源] 事典』（武蔵野大学出版会）の中からとっておきのネタを拾い出し，関連する豆知識で肉付けしながら執筆していたころは，まさかここまでたくさんのコラムを書けるとは思っていませんでした。しかし，薬の来歴を調査すればするほど，興味が湧いてきて，新しい視点のコラムがどんどん出来上がっていきました。『薬名 [語源] 事典』に収載した薬でも，その後の調査から新たなエピソードが見つかり，それを『薬事日報』のコラムに書き加えたものもけっこうあります。改めて，「薬の世界は奥深い」と痛感しています。

　医薬品の世界は日進月歩で，次々と新しい薬が登場しています。私が大学の薬学部で担当している「薬理学」で学生に参照してもらう資料では，販売中止になって使われなくなった薬を削除し，新発売された薬を追加するという改訂作業が毎年必要になります。しかも，いままで治療法のなかった疾患分野に新たな治療薬が登場したときには，その疾患のなりたちや新しい作用機序の説明が追加で必要になりますから，常に情報収集と学習を心がけていないと，薬理学の教員は続けていけません。毎年同じ話をしていればいい科目の先生が羨ましく思うときもあります。

　しかし，新しい薬の情報を得るたびに，逆に，その源流となった先人たちの熱意や創意工夫に裏付けられた薬の歴史を忘れてはならないという思いが強くなります。臨床系の教員の中には「いまは使われていない薬のことは教えなくてよい」と主張される方が多いようですが，いまある薬のことだけを切り取っても，本当にその分野のことを理解したことにはならないのではないでしょうか。過去の歴史から学び，新しい薬づくりに役立てていくという視点は非常に重要で，省略するべきではないと思います。新薬の紹介に時間が費やされたとしても，私は学生たちに，古い薬の歴史もちゃんと教え説くことを続けていくつもりです。

「薬の名前には意味がある」の連載は，スタートから2年が経ち，100本を超えました。本書に含まれなかった新しい記事もどんどん出来上がっています。幸いなことに，ネタは尽きません。なぜなら上述したように，新しい薬が登場するたびに，新しい名前が生まれ，その意味を考える機会は続くからです。私の興味も尽きそうにありませんから，読者の方々から「もう飽きたからやめてほしい」と苦情が来ない限りは，続けていきたいと思っています。

　最後になりましたが，「薬の名前の意味を考える」ことを通して，できるだけ多くの方に薬の世界の奥深さを知ってほしいという私の思いに共感してくださり，書籍化にご尽力くださった，薬事日報社出版局の竹内沙紀氏に改めて感謝を申し上げたいと思います。

　2022年11月

阿部和穂

付録　『薬事日報』掲載コラム一覧（2020年4月30日〜2022年1月19日）

タイトル	掲載日	本書中の出所
1 ▶ 一般名はなぜ覚えにくいのか	2020年4月3日	序章
2 ▶ 由来を知ってヒヤリ・ハット防止	4月8日	第5章1節
3 ▶ 色とりどりな薬の名前	4月15日	第2章1節
4 ▶ 神聖な薬の名前	5月1日	第1章1節
5 ▶ 薬に自分の名前をつけてみたい！	5月18日	第1章10節
6 ▶ その薬，うちの会社が見つけたんですけど	5月22日	第1章11節
7 ▶ ご出身地はどちら？	5月27日	第1章8節
8 ▶ 新型コロナ感染症治療候補薬の名前	6月1日	―
9 ▶ 一文字違いではない	6月8日	第5章4節
10 ▶ 毒は最強の薬	6月17日	第1章2節
11 ▶ 動物たちの薬	6月22日	第1章7節
12 ▶ 「ン」の一文字が持つ意味	6月26日	第5章5節
13 ▶ ステムを丸暗記するだけではだめ	7月1日	第4章1節
14 ▶ 韻を踏む薬たち	7月8日	第4章2節
15 ▶ 目薬とハリー・ポッター	7月15日	第2章2節
16 ▶ アグとタン	7月20日	第4章3節
17 ▶ 人類初の抗ウイルス薬とは	7月27日	第8章6節
18 ▶ 建物みたいな薬の名前	8月7日	第4章6節
19 ▶ 2番目のCOVID-19治療薬	8月24日	―
20 ▶ ポビドン？ポビドン？	8月26日	第5章2節
21 ▶ キャッチーな一般名	9月2日	第3章9節
22 ▶ 効能が分かる薬の名前	9月11日	第2章13節
23 ▶ 「イブ」と「スタット」の微妙な違い	9月16日	第4章10節
24 ▶ 人を裁く豆	9月23日	第1章3節
25 ▶ よそ者の主張	9月28日	第4章4節
26 ▶ 温故知新	10月2日	第8章9節
27 ▶ カタカナ英語の厄介	10月14日	第3章1節
28 ▶ ステムは使いよう	10月16日	第4章5節
29 ▶ 「ジル」と「バ」	10月28日	第4章9節
30 ▶ 光輝く薬	11月6日	第2章8節
31 ▶ 電極から生まれた薬	11月11日	第2章9節
32 ▶ ダイヤモンドのかけら	11月18日	第2章11節
33 ▶ 世界初の抗生物質はペニシリンではない	11月30日	第8章4節
34 ▶ 転身遂げた抗生物質のパイオニア	12月4日	第8章5節
35 ▶ ローマ数字が入った薬の名前	12月11日	第2章5節

タイトル	掲載日	本書中の出所
36 ▶ アスピリンは販売名？	12月16日	第8章1節
37 ▶ アスピリンが一般名になった本当の理由	2021年1月15日	第8章2節
38 ▶ 人気者の宿命	1月18日	第8章3節
39 ▶ ホルモンの名前	1月20日	第8章7節
40 ▶ アドレナリンかエピネフリンか	1月25日	第8章8節
41 ▶ 精神を変容させた石	1月27日	第7章5節
42 ▶ 顔は似てるが性格は真逆	2月3日	第7章6節
43 ▶ ワン・ツー・スリー	2月12日	第2章6節
44 ▶ 副作用と有害作用	2月19日	第7章7節
45 ▶ 災い転じて福となす	2月24日	第6章3節
46 ▶ デュオのちから	3月3日	第3章10節
47 ▶ 火にまつわる薬名	3月10日	第1章5節
48 ▶ 鶏が先か，卵が先か	3月22日	第3章2節
49 ▶ スパイシーな薬たち	4月7日	第1章6節
50 ▶ みたいなもの	4月14日	第3章3節
51 ▶ ザクロから生まれた薬	4月19日	第1章4節
52 ▶ イースター島から生まれた薬	4月21日	第1章9節
53 ▶ 「アナ」と「アロ」	4月28日	第3章4節
54 ▶ 名前に残る出自	5月12日	第4章7節
55 ▶ Gに効く薬	5月19日	第2章12節
56 ▶ 新型コロナより恐れるべき感染症	5月24日	第7章3節
57 ▶ 映画好きが見出した結核治療薬	5月28日	第7章4節
58 ▶ ヘビ毒が教えてくれた酵素の形	6月2日	第6章4節
59 ▶ カプトプリルからカプトが消えた意味	6月9日	第6章5節
60 ▶ ハイブリッドな薬	6月11日	第6章1節
61 ▶ 脇役から主役へ	6月21日	第6章2節
62 ▶ 価値ある悪臭	6月28日	第1章12節
63 ▶ ドーピングとドパミン	7月2日	第5章6節
64 ▶ 銀にまつわる薬名	7月12日	第2章10節
65 ▶ 薬名から化学を学ぶ	7月21日	序章
66 ▶ 大きな数の薬名	7月28日	第2章7節
67 ▶ 「そうじゃない」と訴える薬名	8月11日	第4章8節
68 ▶ ねじれた薬名	8月25日	第3章11節
69 ▶ 取り除かれた官能基	9月1日	第3章5節
70 ▶ こっちが元祖だ	9月8日	第3章6節

タイトル	掲載日	本書中の出所
71 ▶ 兄弟の命名	9月15日	第3章7節
72 ▶ プロドラッグの長所と短所	9月27日	第6章6節
73 ▶ 彼方立てれば此方が立たぬ	10月6日	第6章7節
74 ▶ 吾輩はワクチンである。名前はまだ無い	10月8日	―
75 ▶ ゴール目前での逆転	10月13日	第6章8節
76 ▶ 広がる可能性	10月18日	第6章9節
77 ▶ パーキンソン病治療の変遷	10月22日	第7章1節
78 ▶ 引き立て役の進歩	10月25日	第7章2節
79 ▶ 「レボ」と「デキストロ」	11月8日	第3章8節
80 ▶ スミレ色の薬名	11月15日	第2章3節
81 ▶ レースのような植物から生まれた薬	11月24日	第2章4節
82 ▶ 化学構造式の向きは薬効重視で	12月3日	―
83 ▶ 構造式，下から見るか横から見るか	12月10日	―
84 ▶ 取り巻きへの気配り	12月15日	第6章10節
85 ▶ 丸暗記がまねく薬名の間違い	2022年1月19日	第5章3節

※ 2022年10月31日現在　全115コラム（連載継続中）。
※ すべてのコラムは「薬事日報 電子版」で閲覧可能です（有料）。

薬事日報 電子版
▶ https://yakunet.yakuji.co.jp/

索　引

ア

アコチアミド ………… 117
アシクロビル ………… 121
アジルサルタン ……… 165
アスピリン
　……… 82, 192, 195, 198
アズレンスルホン酸 … 50
アセチルサリチル酸
　………… 192, 195, 198
アセトアミノフェン
　………… 196, 214
アゼラスチン ………… 123
アダパレン …………… 75
アダマンタン ………… 74
アテノロール ………… 79
アドレナリン …… 209, 212
アトロピン ………… 25, 88
アナグリプチン ……… 89
アピキサバン ………… 61
アマンタジン ………… 74
アミオダロン …… 56, 58
アミトリプチリン
　………… 93, 95, 119
アミノピリン …… 82, 86
アミロイド …………… 87
アムシノニド ………… 46
アラセプリル
　………… 156, 159, 161
アリスキレン ………… 167
アリピプラゾール
　………… 35, 102
アリメマジン ………… 123
アルガトロバン ……… 72
アルカロイド ………… 87

アルギニン …………… 72
アルプロスタジル …… 127
アログリプチン ……… 90
アロプリノール ……… 90
アンチピリン
　………… 82, 85, 196
アンピシリン ………… 147
アンブリセンタン …… 116
アンベノニウム ……… 117

イ

イコサペント酸エチル
　……………………… 65
イソニアジド ………… 177
イソプロピルアンチピリ
　ン ……………………… 86
イソペレチエリン …… 30
一硝酸イソソルビド
　……………………… 133
イフェンプロジル …… 127
イブジラスト ………… 112
イミダプリル …… 156, 161
イミプラミン ………… 186
イルベサルタン ……… 164
インスリン グラルギン
　……………………… 73
インドメタシン ……… 146

ウ

ウラピジル … 15, 118, 127
ウルソデオキシコール酸
　……………………… 36

エ

エタンブトール ……… 177
エドキサバン …… 38, 61
エナラプリル
　………… 156, 158, 161
エバスチン …………… 123
エパルレスタット
　………… 79, 129, 138
エピナスチン ………… 123
エピネフリン …… 209, 212
エフェドリン ………… 88
エペリゾン …………… 35
エベロリムス ………… 41
エムトリシタビン …… 44
エメダスチン ………… 123
エルカトニン ………… 36
エルトロンボパグ …… 116
エロツズマブ ………… 80
エロビキシバット …… 126
エンタカポン ………… 174

オ

オーラノフィン ……… 67
オキサリプラチン …… 71
オセルタミビル ……… 122
オピカポン …………… 174
オミデネパグ ………… 116
オルメサルタン メドキソ
　ミル ………… 165
オロパタジン ………… 124

カ

カナマイシン ………… 51
ガニレリクス ………… 126

ガバペンチン ………… 20
カフェイン ………… 27, 88
カプトプリル
………… 152, 155, 161
カペシタビン ………… 20
カルテオロール ……… 110
カルビドパ ………… 174
カルベジロール ……… 127
カルボプラチン ……… 71
カンデサルタン
………… 116, 164
カンデサルタン シレキセ
チル ………… 164

❀ キ

吉草酸 ………… 47
キナプリル ……… 156, 161
キニーネ ……… 83, 85, 88
金チオリンゴ酸ナトリウ
ム ………… 67

❀ ク

グラナタン ………… 31
グラニセトロン ……… 31
クラリスロマイシン … 79
クリンダマイシン …… 39
クレマスチン ………… 123
クロモグリク酸 ……… 59
クロルプロマジン …… 185

❀ ケ

ケノデオキシコール酸
………… 36
ゲフィチニブ ………… 129
ゲンタマイシン ……… 51

❀ コ

コカイン ……… 88, 102
ゴセレリン ………… 125

コルヒチン ………… 25

❀ サ

サキサグリプチン …… 75
ザナミビル ………… 122
サラゾスルファピリジン
………… 148
サリチルアミド ……… 196
サリチル酸 ………… 198
サリルマブ ………… 46

❀ シ

シアノコバラミン …… 52
ジギトキシン ………… 27
シクロペントラート … 20
ジスチグミン ……… 29, 117
シスプラチン ………… 70
ジソピラミド ………… 33
シタグリプチン ……… 64
ジノプロスト ………… 142
ジノプロストン ……… 142
ジピリダモール ……… 33
ジフェンヒドラミン
………… 13, 188
シプロヘプタジン …… 123
シベレスタット ……… 130
シメチジン ………… 140
シメプレビル ………… 122
ジメルカプロール …… 156
硝酸イソソルビド …… 133
ジョサマイシン ……… 38
シラザプリル ………… 156
ジラゼプ ………… 127
ジルチアゼム ………… 127
シロリムス ………… 40

❀ ス

スチリペントール …… 20

ストレプトマイシン
………… 177
スニチニブ ………… 46
スピペロン ………… 107
スピロノラクトン …… 107
スプラタスト ………… 112
スプラレニン ………… 212
スルタミシリン ……… 147
スルバクタム ………… 147
スルピリン ……… 82, 86
スルファピリジン …… 148

❀ セ

セチプチリン ………… 119
セチリジン ………… 123
セツキシマブ ………… 80
セトロレリクス ……… 126
セフォペラゾン ……… 35
セボフルラン ………… 63
セラトロダスト ……… 112
セレキシパグ ………… 116
セレギリン ………… 73

❀ ソ

ソホスブビル ……… 43, 122
ソラフェニブ ………… 129

❀ タ

ダウノルビシン ……… 51
タカルシトール ……… 66
タクロリムス ……… 13, 38
タペンタドール ……… 20
タンドスピロン ……… 108

❀ チ

チオペンタール ……… 20
チペピジン ………… 35
チモロール ………… 110

😊 ツ

ツロブテロール ……… 64

😊 テ

デガレリクス ………… 126
デキサメタゾン ……… 65
デキストロメトルファン
………………………… 99
デクスメデトミジン … 99
デクスラゾキサン …… 99
デシプラミン ………… 95
デスフルラン ……… 63, 91
デスモプレシン ……… 92
デスラノシド ………… 92
デスロラタジン … 91, 123
デソゲストレル …… 92, 95
テトラコサクチド …… 66
テムシロリムス ……… 41
デュタステリド ……… 104
デュピルマブ ………… 105
デュラグルチド ……… 105
テラゾシン …………… 118
デラプリル …………… 156
テルミサルタン …… 165

😊 ト

ドキサゾシン ………… 118
ドキソルビシン ……… 51
トコフェロールニコチン
酸エステル ……… 146
トシリズマブ ………… 64
ドネペジル …………… 127
ドパミン …… 144, 171, 182
トファシチニブ ……… 139
トラスツズマブ ……… 80
トラニラスト ………… 112
トラピジル …………… 127
トラベクテジン ……… 37
トラメチニブ ………… 129

トランドラプリル
………………… 156, 161
トリアムシノロンアセト
ニド …………………… 46
トリヘキシフェニジル
………………… 127, 171
トルバプタン ………… 116
ドロスピレノン ……… 107
ドンペリドン ………… 35

😊 ナ

ナドロール …………… 110
ナファモスタット …… 129
ナファレリン ………… 125
ナフトピジル …… 118, 127

😊 ニ

ニコチン ……………… 27
ニコランジル ………… 127
ニフェジピン ………… 59
ニプラジロール ……… 127

😊 ネ

ネオスチグミン … 29, 101
ネダプラチン ………… 71

😊 ノ

ノルアドレナリン …… 93
ノルエチステロン …… 93
ノルゲストレル …… 93, 95
ノルトリプチリン
………………… 93, 95, 119
ノルフロキサシン …… 94

😊 ハ

パクリタキセル ……… 39
バシトラシン ………… 44
バトロキソビン ……… 37

パラアミノサリチル酸
………………………… 177
パラセタモール ……… 214
バリン ………………… 48
バルサルタン
………………… 48, 116, 163
バルビツール酸 ……… 215
バルプロ酸 …………… 48
パルボシクリブ ……… 129
バロキサビル マルボキシ
ル …………………… 15
ハロタン ……………… 63
ハロペリドール ……… 108

😊 ヒ

ビガバトリン ………… 62
ビサコジル …………… 127
ビダラビン …………… 208
ビノレルビン ………… 96
ピペラシリン ………… 35
ピペラジン … 34, 118, 123
ピペリジン
………… 34, 88, 108, 123
ビペリデン …………… 35
ピペリドレート ……… 35
ピマリシン …………… 39
ピラジナミド …… 33, 117
ピラジン ……………… 32
ビラスチン …………… 123
ピランテル …………… 33
ピリジン ……………… 32
ピリダジン …………… 32
ピリドスチグミン
………………… 29, 33, 117
ピリミジン …………… 32
ビルダグリプチン …… 75
ピレンゼピン ………… 35
ピロキシカム ………… 33
ビンクリスチン ……… 102

ビンデシン ……………… 96
ピンドロール ………… 110
ビンブラスチン ……… 96

🐮 フ

ファスジル ……………… 127
フィゾスチグミン …… 29
フェキソフェナジン
……………………………… 123
フェブキソスタット
……………………………… 130
ブスピロン ……………… 108
ブセレリン ……………… 125
プソイドペレチエリン
………………………………… 30
ブデソニド ……………… 92
ブナゾシン ……………… 118
ブピバカイン …………… 128
ブホルミン ……………… 37
プラゾシン ……………… 118
プラバスタチン ……… 130
プランルカスト ……… 112
ブレクスピプラゾール
……………………………… 102
プロカイン ……………… 101
プログルメタシン …… 146
プロクロルペラジン … 35
プロスタグランジン
……………………………… 141
プロプラノロール …… 110
プロメタジン …… 123, 185

🐮 ヘ

ペガプタニブ …………… 129
ベナゼプリル ………… 156
ペニシリン …… 177, 201
ベポタスチン …………… 123
ペミロラスト ………… 112
ペラミビル ……………… 20

ペリンドプリル
……………………… 156, 161
ベルパタスビル ……… 62
ペレチエリン ………… 30
ベロナール …………… 216
ベンセラジド …… 138, 174
ペンタゾシン …………… 20
ペンタミジン …………… 20
ペントキシベリン …… 20
ペントスタチン ……… 20
ペントバルビタール … 20

🐮 ホ

ボセンタン ……………… 116
ポビドンヨード ……… 134
ホモクロルシクリジン
……………………………… 124
ボリノスタット ……… 130
ボルテゾミブ …………… 77

🐮 マ

マザチコール …………… 31
マシテンタン ………… 116
マプロチリン ………… 120

🐮 ミ

ミガーラスタット …… 130
ミコフェノール酸 …… 204
ミコフェノール酸モフェ
チル ……………………… 205
ミノキシジル …… 127, 151
ミラベグロン ………… 102
ミリプラチン …………… 71
ミリモスチム …………… 46

🐮 ム

ムスカリン ……………… 37

🐮 メ

メキタジン ……………… 123
メサラジン ……………… 148
メトクロプラミド …… 138
メトホルミン …………… 36
メピバカイン ………… 128
メマンチン ……………… 75

🐮 モ

モザバプタン ………… 116
モルヒネ ……… 12, 24, 88
モンテルカスト ……… 112

🐮 ラ

ラニチジン ……………… 139
ラパマイシン …………… 40
ラフチジン ……………… 139
ラマトロバン ………… 113
ラムシルマブ …………… 80
ラルテグラビル ……… 122

🐮 リ

リオチロニン …………… 56
リシノプリル …… 156, 160
リスペリドン …………… 35
リチウム ………………… 182
リツキシマブ …………… 80
リドカイン …… 43, 128
リトナビル …………… 122
リバーロキサバン …… 61
リバスチグミン … 29, 117
リファマイシン ……… 179
リファンピシン
……………………… 177, 181
リュープロレリン …… 125
リラグルチド …………… 73
リンコマイシン ……… 39

㋶ ル

ルストロンボパグ ····· 116
ルパタジン ············· 123

㋶ レ

レスベラトロール ····· 110
レバロルファン ········ 98
レベチラセタム ········ 98
レボカバスチン ··· 98, 123
レボセチリジン ··· 98, 123
レボチロキシン ········ 98
レボドパ ······ 98, 171, 173
レボノルゲストレル ··· 98
レボブピバカイン ······ 98
レボフロキサシン ······ 98
レボホリナート ········ 98
レボメプロマジン ····· 98

㋶ ロ

ロサルタン
·············· 116, 162, 164
ロピバカイン ··········· 128
ロラタジン ········ 91, 123

㋶ ワ

ワルファリン ············· 45

㋶ A

acetaminophen ····· 214
aciclovir ················· 122
adamantane ··········· 74
adapalene ·············· 75
adrenaline ······ 210, 213
alacepril ················ 159
albuterol ··············· 214
aliskiren ················ 167
alkaloid ·················· 87
allopurinol ·············· 90
alogliptin ················ 90

alprostadil ············· 127
amantadine ············ 74
amcinonide ············ 46
amiodarone ············ 57
amyloid ·················· 87
anagliptin ··············· 89
antipyrine ·········· 83, 85
argatroban ············· 72
arginine ················· 73
aripiprazole ······ 35, 103
aspirin ··················· 83
atenolol ················· 79
atropine ············ 25, 88
auranofin ··············· 69

㋶ B

bacitracin ·············· 44
barbituric acid ······ 215
batroxobin ············· 37
benserazide ·········· 174
biperiden ··············· 35
bisacodyl ··············· 128
bortezomib ············· 77
brexpiprazole ········ 103
budesonide ············ 92
buformin ················· 37
buspirone ·············· 108

㋶ C

caffeine ················· 27
candesartan ·········· 164
capecitabine ·········· 20
captopril ········· 155, 159
carbidopa ············· 174
carboplatin ············· 71
carvedilol ··············· 127
cefoperazone ········· 35
cetrorelix ·············· 126
cetuximab ·············· 80

chenodeoxycholic
acid ··················· 36
chlorpromazine ····· 186
cimetidine ············· 140
cisplatin ················· 71
clarithromycin ········ 80
clindamycin ··········· 39
colchicine ·············· 25
cromoglicate ·········· 60
cyanocobalamin ····· 52
cyclopentolate ······· 20

㋶ D

daunorubicin ·········· 51
desflurane ············· 91
deslanoside ············ 92
desloratadine ········· 91
desmopressin ········· 92
desogestrel ············ 92
dexamethasone ····· 65
dexmedetomidine ··· 99
dexrazoxane ··········· 99
dextromethorphan
···························· 99
dilazep ·················· 127
diltiazem ··············· 127
dinoprost ·············· 142
diphenhydramine
··························· 189
dipyridamole ·········· 33
disopyramide ·········· 33
domperidone ·········· 35
donepezil ·············· 128
dopamine ·············· 144
doxorubicin ············ 51
drospirenone ········· 108
dulaglutide ············ 105
dupilumab ············· 106
dutasteride ··········· 104

😈 E

edoxaban ⋯⋯⋯ 38
elcatonin ⋯⋯⋯ 36
elobixibat ⋯⋯⋯ 126
elotuzumab ⋯⋯⋯ 80
eltrombopag ⋯⋯⋯ 116
emtricitabine ⋯⋯⋯ 44
enalapril ⋯⋯⋯ 158
entacapone ⋯⋯⋯ 174
epalrestat ⋯⋯⋯ 79, 129
eperisone ⋯⋯⋯ 35
epinephrine ⋯⋯⋯ 213
everolimus ⋯⋯⋯ 41

😈 F

fasudil ⋯⋯⋯ 127
febuxostat ⋯⋯⋯ 130

😈 G

gabapentin ⋯⋯⋯ 20
gentamycin ⋯⋯⋯ 51
glibenclamide ⋯⋯⋯ 214
glyburide ⋯⋯⋯ 214
granatane ⋯⋯⋯ 31
granisetron ⋯⋯⋯ 31

😈 H

haloperidol ⋯⋯⋯ 35
halothane ⋯⋯⋯ 63
homochlorcyclizine
⋯⋯⋯ 124

😈 I

ifenprodil ⋯⋯⋯ 127
imidapril ⋯⋯⋯ 161
imipramine ⋯⋯⋯ 95, 186
insulin glargine ⋯⋯⋯ 73
irbesartan ⋯⋯⋯ 164

isosorbide dinitrate
⋯⋯⋯ 133
isosorbide
mononitrate ⋯⋯⋯ 133

😈 J

josamycin ⋯⋯⋯ 38

😈 K

kanamycin ⋯⋯⋯ 51

😈 L

lafutidine ⋯⋯⋯ 140
levallorphan ⋯⋯⋯ 98
levetiracetam ⋯⋯⋯ 98
levobupivacaine ⋯⋯⋯ 98
levocabastine ⋯⋯⋯ 98
levocetirizine ⋯⋯⋯ 98
levodopa ⋯⋯⋯ 98
levofloxacin ⋯⋯⋯ 98
levofolinate ⋯⋯⋯ 98
levomepromazine ⋯⋯⋯ 98
levonorgestrel ⋯⋯⋯ 98
levothyroxine ⋯⋯⋯ 98
lidocaine ⋯⋯⋯ 43
lincomycin ⋯⋯⋯ 39
liothyronine ⋯⋯⋯ 56
liraglutide ⋯⋯⋯ 73
lisinopril ⋯⋯⋯ 160
lithium ⋯⋯⋯ 182
losartan ⋯⋯⋯ 163
lusutrombopag ⋯⋯⋯ 116

😈 M

mazaticol ⋯⋯⋯ 31
memantine ⋯⋯⋯ 75
meperidine ⋯⋯⋯ 214
metformin ⋯⋯⋯ 37
metoclopramide ⋯⋯⋯ 138

migalastat ⋯⋯⋯ 130
minoxidil ⋯⋯⋯ 127, 151
mirabegron ⋯⋯⋯ 102
mirimostim ⋯⋯⋯ 46
miriplatin ⋯⋯⋯ 71
morphine ⋯⋯⋯ 25
muscarine ⋯⋯⋯ 37
mycophenolate
mofetil ⋯⋯⋯ 205
mycophenolic acid
⋯⋯⋯ 204

😈 N

nafamostat ⋯⋯⋯ 130
naftopidil ⋯⋯⋯ 127
nedaplatin ⋯⋯⋯ 71
neostigmine ⋯⋯⋯ 101
nicorandil ⋯⋯⋯ 127
nicotine ⋯⋯⋯ 27
nifedipine ⋯⋯⋯ 59
nipradilol ⋯⋯⋯ 127
noradrenaline ⋯⋯⋯ 93
norethisterone ⋯⋯⋯ 93
norfloxacin ⋯⋯⋯ 94
norgestrel ⋯⋯⋯ 93
nortriptyline ⋯⋯⋯ 93

😈 O

olopatadine ⋯⋯⋯ 124
omidenepag ⋯⋯⋯ 116
opicapone ⋯⋯⋯ 175
oxaliplatin ⋯⋯⋯ 71

😈 P

paclitaxel ⋯⋯⋯ 39
paracetamol ⋯⋯⋯ 214
penicillin ⋯⋯⋯ 202
pentamidine ⋯⋯⋯ 20
pentazocine ⋯⋯⋯ 20

pentobarbital ········· 20
pentostatin ············ 20
pentoxyverine ········ 20
peramivir ··············· 20
pethidine ·············· 214
physostigmine ········ 29
pimaricin ················ 39
piperacillin ············· 35
piperazine ··· 35, 118, 123
piperidine ··· 34, 108, 123
piperidolate ············ 35
pirenzepine ············· 35
piroxicam ················ 33
povidone-iodine ···· 135
pravastatin ··········· 130
prazosin ················ 118
procaine ················ 102
prochlorperazine ···· 35
proglumetacin ······· 146
propranolol ··········· 111
prostaglandin ········ 141
pyrantel ················· 33
pyrazinamide ·········· 33
pyrazine ················· 33
pyridazine ··············· 33
pyridine ··········· 32, 148
pyridostigmine ······· 33
pyrimidine ··············· 32

🐷 Q

quinapril ················ 161

🐷 R

ramatroban ··········· 113
ramucirumab ·········· 80
ranitidine ·············· 140
rapamycin ··············· 40
resveratrol ············ 111
rifampicin ·············· 181

rifamycin ·············· 179
risperidone ············· 35
rituximab ················ 80

🐷 S

salazosulfapyridine
··························· 33, 148
salbutamol ············ 214
salicylic acid ········· 198
sarilumab ··············· 46
selegiline ················ 73
selexipag ··············· 116
seratrodast ··········· 113
sevoflurane ············· 64
sirolimus ················· 41
sitagliptin ··············· 64
sivelestat ·············· 130
sofosbuvir ··············· 43
spiperone ·············· 108
spironolactone ······ 107
stiripentol ············· 20
streptomycin ········· 177
sultamicillin ·········· 147
sunitinib ················· 46
suprarenin ············ 212

🐷 T

tacalcitol ················ 66
tacrolimus ··············· 38
tandospirone ········· 108
tapentadol ·············· 20
telmisartan ··········· 165
temsirolimus ··········· 42
tetracosactide ········ 66
thiopental ·············· 20
tipepidine ··············· 35
tocilizumab ············· 64
tofacitinib ············· 139
trabectedin ············· 37

trandolapril ·········· 161
trapidil ················· 127
trastuzumab ··········· 80
triamcinolone
    acetonide ·········· 46
trihexyphenidyl
··················· 128, 171
tulobuterol ············· 64

🐷 U

urapidil ················· 127
ursodeoxycholic acid
························· 36

🐷 V

valeric acid ············· 47
valine ···················· 48
valproic acid ··········· 48
valsartan ················ 48
velpatasvir ·············· 62
veronal ················· 216
vidarabine ············· 208
vigabatrin ··············· 62
vildagliptin ············· 75
vinblastine ············· 96
vincristine ············· 102
vindesine ··············· 96
vinorelbine ············· 97
vorinostat ············· 130

🐷 W

warfarin ················· 45

著者略歴　　　　　　　　　　2022年10月31日 現在

阿部 和穂

（あべ　かずほ）

1963年愛媛県今治市生まれ。東京大学薬学部卒業後，東京大学大学院薬学系研究科修士課程修了。東京大学薬学部助手，米国カリフォルニア州ソーク研究所博士研究員，星薬科大学講師を経て，武蔵野大学薬学部教授。薬学博士。専門は脳と薬。著書に「マンガで読む脳と酒」（りこう図書　2007），「認知症とたたかう脳」（理工図書　2008），「危険ドラッグ大全」（武蔵野大学出版会　2016），「認知症　いま本当に知りたいこと101」（武蔵野大学出版会　2017），「大麻大全」（武蔵野大学出版会　2018），「認知症　もっと知りたいこと99」（武蔵野大学出版会　2019），「薬名[語源]事典」（武蔵野大学出版会　2020），「＜増補版＞危険ドラッグ大全」（武蔵野大学出版会　2021）など多数。

薬の名前には意味がある

2022年12月12日発行

著　者　　阿部和穂

発　行　　株式会社薬事日報社 (https://www.yakuji.co.jp)

　　　　　〒101-8648 東京都千代田区神田和泉町1番地
　　　　　電話03-3862-2141（代表）　FAX 03-3866-8408

制作・印刷　クニメディア株式会社
イラスト　　高村あゆみ

Printed in Japan　2022 ©Kazuho Abe　　ISBN 978-4-8408-1602-1